・教育部首批新文科建设项目:"文理融合"的舞蹈科学专业建设项目资助・

人体解剖学

舞蹈学专用

胡琰茹 主编

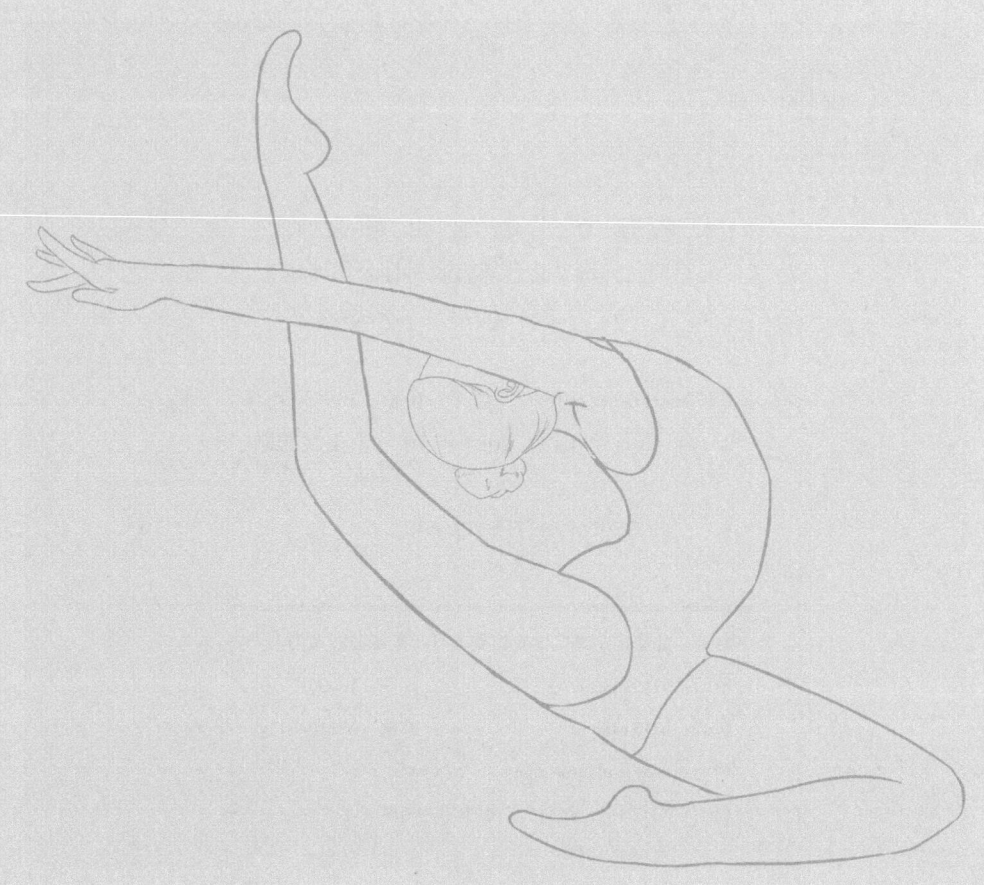

人民体育出版社

图书在版编目（CIP）数据

人体解剖学：舞蹈学专用 / 胡琰茹主编. -- 北京：人民体育出版社, 2024. -- ISBN 978-7-5009-6492-6

Ⅰ . R322

中国国家版本馆 CIP 数据核字第 2024LG6068 号

人 民 体 育 出 版 社 出 版 发 行
北京明达祥瑞文化传媒有限责任公司印刷
新　华　书　店　经　销

＊

787×1092　16 开本　11.75 印张　205 千字
2024 年 10 月第 1 版　2024 年 10 月第 1 次印刷

＊

ISBN 978-7-5009-6492-6

定价：58.00 元

社址：北京市东城区体育馆路 8 号（天坛公园东门）
电话：67151482（发行部）　　　邮编：100061
传真：67151483　　　　　　　　邮购：67118491
网址：www.psphpress.com

（购买本社图书，如遇有缺损页可与邮购部联系）

前言 FOREWORD

《人体解剖学：舞蹈学专用》是舞蹈学专业学生的通用教材，主要介绍与舞蹈联系最为密切的运动系统各器官的形态结构及其特点，包括关节的机械运动规律，完成舞蹈动作的主要肌群，以及发展肌肉力量和伸展性等素质的基本原理等。本书结合舞蹈实践，应用解剖学知识举例分析经典的中国古典舞中的"元宝跳"、芭蕾舞中的"fouetté"动作和基本功"下腰"动作，为舞蹈学专业学生掌握舞蹈科学知识提供支持。

本书分为五章。第一章为绪论，主要介绍人体解剖学的概念和常用专业术语。第二章为骨，主要介绍人体骨的形态结构。第三章为骨连结，主要介绍人体骨连结的形态结构。第四章为骨骼肌，主要介绍人体骨骼肌的形态结构，本章特色性地增加了经典舞蹈动作的骨骼肌图。第五章为舞蹈动作的解剖学分析，分别以动力性动作中国古典舞中的"元宝跳"、芭蕾舞中的"fouetté"和静力性动作"下腰"为例，进行舞蹈动作的解剖学分析。

本书在满足舞蹈学专业学生掌握基础解剖理论需求的同时，力争将舞蹈训练实践与解剖学融合运用，体现出本书的先进性、科学性与适应性、实用性并存，整体论述清晰简洁，图文并茂，特别是经典舞蹈动作的骨、骨连结、肌肉图，便于舞蹈专业教师、学生学习和使用。

参加本书编写的教师均多年从事舞蹈学专业教学，积累了丰富的教学经验与体会。

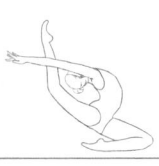

本书由北京舞蹈学院教师胡琰茹主编，研究生武亭亭（兰州现代职业学院）、谭伊杰（长沙学院）、陈莉莉（北京舞蹈学院）参与编写，舞蹈动作由北京舞蹈学院舞蹈专业教师杨笑荷审校。感谢人民体育出版社的各位编辑老师，他们的认真负责和热情帮助使本书得以顺利出版。

由于编者水平有限，书中难免有一些不妥之处，欢迎读者批评、指正。

编　者

2023 年 7 月于北京舞蹈学院

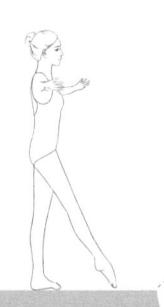

目录 CONTENTS

第一章 绪 论 ……………………………………………………………… 001
　一、人体解剖学（舞蹈学专用）的定义 ……………………………… 001
　二、学习人体解剖学（舞蹈学专用）的目的 ………………………… 001
　三、常用解剖学术语 …………………………………………………… 002

第二章 骨 ………………………………………………………………… 006
　第一节 骨概述 ………………………………………………………… 006
　　一、骨的数目与分类 ………………………………………………… 007
　　二、骨的表面形态 …………………………………………………… 009
　　三、骨的构造 ………………………………………………………… 009
　　四、骨的化学成分与物理特性 ……………………………………… 011
　　五、骨的发生与生长 ………………………………………………… 011
　　六、骨的功能 ………………………………………………………… 013
　　七、骨的可塑性及舞蹈对骨形态结构的影响 ……………………… 013
　第二节 躯干骨 ………………………………………………………… 015
　　一、椎骨 ……………………………………………………………… 015
　　二、胸骨 ……………………………………………………………… 020
　　三、肋 ………………………………………………………………… 021

第三节　颅　骨 ··· 022
一、脑颅骨 ·· 024
二、面颅骨 ·· 024

第四节　上肢骨 ··· 025
一、上肢带骨 ·· 025
二、自由上肢骨 ··· 027

第五节　下肢骨 ··· 031
一、下肢带骨 ·· 032
二、自由下肢骨 ··· 033

第三章　骨连结 ·· 039

第一节　骨连结概述 ··· 039
一、骨连结的分类 ·· 040
二、关节的构造 ··· 041
三、关节的运动 ··· 044
四、关节的分类 ··· 046
五、关节的运动度及其影响因素 ·· 048
六、舞蹈对关节形态结构的影响 ·· 049

第二节　躯干骨连结 ··· 050
一、脊柱 ·· 050
二、胸廓 ·· 057

第三节　颅骨连结 ·· 060
一、颅骨连结 ·· 060
二、颅的整体观 ··· 061

第四节　上肢骨连结 ··· 061
一、上肢带骨连结 ·· 062
二、自由上肢骨连结 ··· 063

第五节　下肢骨连结 ··· 071
一、下肢带骨连结 ·· 071

二、自由下肢骨连结 ··· 075

第四章　骨骼肌 ··· 086

第一节　骨骼肌概述 ··· 087

　　一、肌的分类与命名 ··· 090

　　二、肌的构造 ··· 090

　　三、肌的辅助结构 ··· 091

　　四、肌的工作术语 ··· 093

　　五、肌的配布规律 ··· 095

　　六、肌的物理特性 ··· 096

　　七、影响肌力发挥的解剖学因素 ··· 096

　　八、研究肌功能的方法 ··· 097

　　九、发展肌力量与伸展性的解剖学依据与练习原则 ··· 098

　　十、肌的协作关系 ··· 100

　　十一、肌的工作性质 ··· 102

　　十二、多关节肌的工作特点及其应用 ··· 103

第二节　躯干肌 ··· 105

　　一、颈肌 ··· 105

　　二、背肌 ··· 107

　　三、胸肌 ··· 112

　　四、膈 ··· 115

　　五、腹肌 ··· 116

　　六、腹前壁的某些结构 ··· 120

　　七、会阴肌 ··· 122

第三节　头肌 ··· 123

　　一、面肌 ··· 124

　　二、咀嚼肌 ··· 124

第四节　上肢肌 ··· 125

　　一、肩带肌 ··· 125

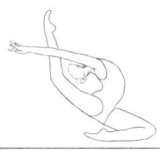

　　二、上臂肌 …………………………………………………………… 129

　　三、前臂肌 …………………………………………………………… 132

　　四、手肌 ……………………………………………………………… 135

第五节　下肢肌 …………………………………………………………… 138

　　一、盆带肌 …………………………………………………………… 138

　　二、大腿肌 …………………………………………………………… 142

　　三、小腿肌 …………………………………………………………… 147

　　四、足肌 ……………………………………………………………… 151

第五章　舞蹈动作的解剖学分析 …………………………………………… 154

第一节　舞蹈动作解剖学分析的内容、步骤与方法 …………………… 154

　　一、动作分析的内容与目的 ………………………………………… 154

　　二、动作分析的步骤 ………………………………………………… 155

　　三、动作分析的方法 ………………………………………………… 157

第二节　舞蹈动作解剖学分析举例 ……………………………………… 159

　　一、动力性动作解剖学分析的示例 ………………………………… 159

　　二、静力性动作解剖学分析的示例 ………………………………… 175

主要参考文献 ………………………………………………………………… 178

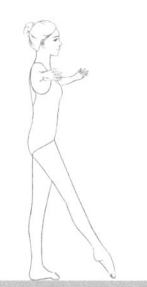

CHAPTER 01 第一章

绪　论

> **导语**　人体解剖学（舞蹈学专用）从舞蹈学研究的实用性出发，主要研究运动系统的形态、结构、功能，并在此基础上应用解剖学动作分析的方法分析舞蹈动作，为舞蹈训练和表演提供科学支持。

【学习重点】

1. 人体解剖学（舞蹈学专用）的定义。
2. 常用人体解剖学术语。

一、人体解剖学（舞蹈学专用）的定义

人体解剖学（human anatomy）是研究正常人体器官的形态结构、相关功能及其发生、发展规律的学科，**舞蹈解剖学**（dance anatomy）隶属舞蹈科学的范畴，是在正常人体解剖学基础上，研究舞蹈对人体形态结构产生的影响和发展的规律，并探索人体运动与舞蹈关系的一门应用性学科。

二、学习人体解剖学（舞蹈学专用）的目的

人体解剖学（舞蹈学专用）是舞蹈学专业舞蹈科学方向一门重要的基础理论课程，学习的主要目的包括以下几点。

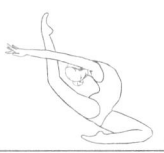

① 培养辩证唯物主义世界观。通过学习人体解剖学，不但要系统地掌握人体正常形态结构，还必须认识人体形态结构与生理功能的统一、局部与整体的统一、有机体与环境的统一，学会用辩证唯物主义的观点去认识舞蹈中的人体。

② 学习人体解剖学的基础知识。系统地掌握人体运动系统器官骨、骨连结、骨骼肌的正常形态结构，以及骨、骨连结、骨骼肌的形态结构与功能的相互关系。

③ 为舞蹈实践提供理论依据。人体解剖学（舞蹈学专用）不仅是一门基础理论学科，而且是一门实用性较强的应用学科。通过对本课程的学习，掌握运用人体解剖学基本知识对舞蹈技术动作进行分析，了解舞蹈对人体运动系统形态结构的影响以及人体运动系统形态对舞蹈的适应。

④ 为学习后续舞蹈科学课程奠定基础。人体解剖学（舞蹈学专用）作为一门先行课程，舞蹈科学学科群中的许多课程都与其有着内在的联系，舞蹈生理学、舞蹈力学、舞者损伤防治等课程更是与解剖学密不可分。人体解剖学（舞蹈学专用）是学习舞蹈科学的基础课程，可为学好其他舞蹈学课程奠定基础。

三、常用解剖学术语

在日常生活和舞蹈的过程中，人体各部位与器官的位置关系不是永恒不变的。为了能正确地描述人体各器官的形态结构和位置，在描述人体形态结构和人体运动的位置变化关系时有共同的国际公认的准则，统一人为规定了一些常用的解剖学术语。

（一）人体的标准解剖学姿势

人体的标准解剖学姿势（anatomical position）是指身体直立，两眼向正前方平视，两足并拢，足尖向前，双上肢下垂于躯干的两侧，掌心向前（图1-1）。

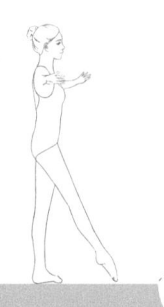

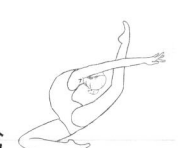

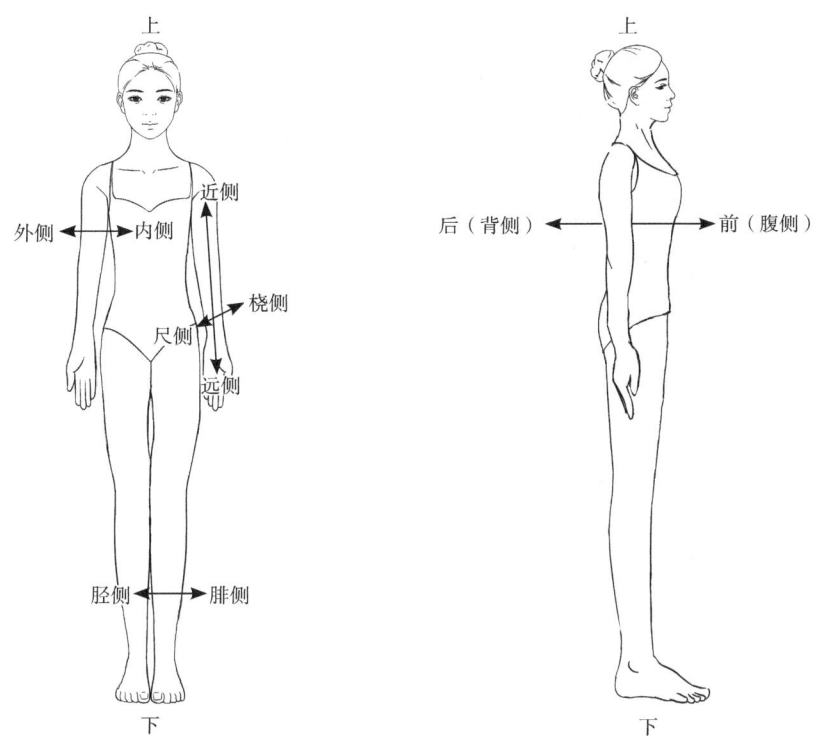

图 1-1 人体的标准解剖学姿势

（二）方位术语

为了准确表达运动的人体各部以及各器官或结构的相互位置关系，以解剖学姿势为标准，规定了一些相对的方位术语。

上（superior）与下（inferior）是描述器官或结构距颅顶或足底的相对远近关系的术语。近颅顶者为上，近足底者为下。

前（anterior）与后（posterior）是距身体腹侧面或背侧面距离相对远近的术语。距身体腹侧面近者为前，距身体背侧面近者为后。

内侧（medial）与外侧（lateral）是描述人体各部或器官、结构与人体正中矢状面相对距离位置关系的术语，靠近人体正中矢状面者为内侧，远离人体正中矢状面者为外侧。

内（internal）与外（external）是描述空腔器官相互位置关系的术语，接近内腔者为内，远离内腔者为外。

浅（superficial）与深（profundal）是描述与皮肤表面相对距离关系的术语，距表层皮肤近者为浅，距表层皮肤远者为深。

近侧（proximal）与远侧（distal）是描述四肢与躯干距离关系的术语，近侧指距肢体与躯干的连接处较近者，远侧指距肢体与躯干的连接处较远者。

尺侧（ulnar）与**桡侧**（radial）是依据前臂的尺骨与桡骨排列的位置关系而规定的。尺侧是指前臂的内侧，桡侧是指前臂的外侧。

胫侧（tibial）与**腓侧**（fibular）是依据小腿的胫骨与腓骨排列的位置关系而规定的。胫侧是指小腿的内侧，腓侧是指小腿的外侧。

此外，还有左与右、垂直、水平和中央等，与一般概念相同。

（三）人体基本面

按照人体解剖学方法，可将人体或其任何一个局部在解剖学姿势条件下作3个相互垂直的切面，即通常所指的基本面（图1-2）。

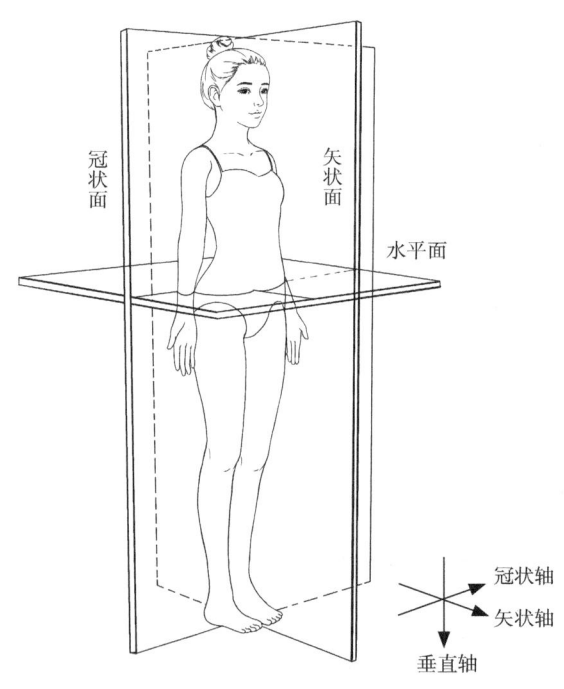

图1-2　人体的轴和面

矢状面（sagittal plane）是指沿身体前后径所作的切面。该切面将人体分成左、右两部分，与水平面及冠状面垂直，其中经过人体正中线的切面称为正中矢状面。

冠状面（coronal plane）或称**额状面**（frontal plane）是指沿身体左右径所作的切面。该切面将人体分成前、后两部分，与水平面及矢状面垂直。

水平面（horizontal plane）或称**横切面**（transverse plane）是指横切人体，与地面平行的切面。该切面将人体分为上、下两部分，与矢状面及冠状面垂直。

在描述器官的切面时，与其长轴平行的切面称**纵切面**（longitudinal plane），与其长轴垂直的切面称横切面。就器官而言，横切面不一定是水平面。纵切面也不一定是矢状面或冠状面，故一般不用上述3个面来描述。

（四）人体基本轴

轴是描述人体关节运动时常用的术语。按照人体解剖学方法，在理论上可将人体或其任何一个关节在解剖学姿势条件下作3个相互垂直的轴，即通常所指的基本轴。

矢状轴（sagittal axis）为前后方向并与水平面平行的轴。

冠状轴（coronal axis）或称**额状轴**（frontal axis）为左右方向并与水平面平行的轴。

垂直轴（vertical axis）为上下方向并与水平面垂直的轴。

CHAPTER 02 第二章 骨

> 骨是运动系统的重要组成部分之一，具有支撑体重、保护脏器和参与运动等作用。全身骨可分为中轴骨和附肢骨，其中中轴骨包括颅骨和躯干骨，主要起保护脏器和支持等作用；而附肢骨包括上肢骨和下肢骨，主要作为人体的运动杠杆，参与完成各种复杂的运动。尽管不同部位的骨在形态、结构与功能方面存在一定的差异，但是全身的骨有共同的结构与功能特征。

第一节　骨概述

【学习重点】

1. 骨的分类与骨的构造。
2. 骨的化学成分与物理特性。
3. 骨龄的概念及意义。

骨（bone）是一种器官。骨组织主要由骨细胞、胶原纤维和基质等构成。骨具有一定形态和结构，坚硬而有弹性，分布着丰富的血管、淋巴管和神经，能不断进行新陈代谢和生长发育，并具有改建、修复和再生的能力，经常进行运动锻炼可促进骨骼系统的良好发育和生长，长期缺乏运动则易导致骨质疏松。

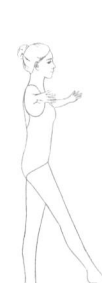

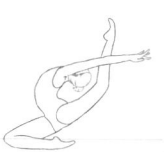

第二章 骨

一、骨的数目与分类

成人有 206 块骨，其中 6 块听小骨属于感觉器。骨按部位不同可分为颅骨、躯干骨和四肢骨（图 2-1），颅骨和躯干骨合称中轴骨。按形态不同，骨可分为 4 类（图 2-2）。

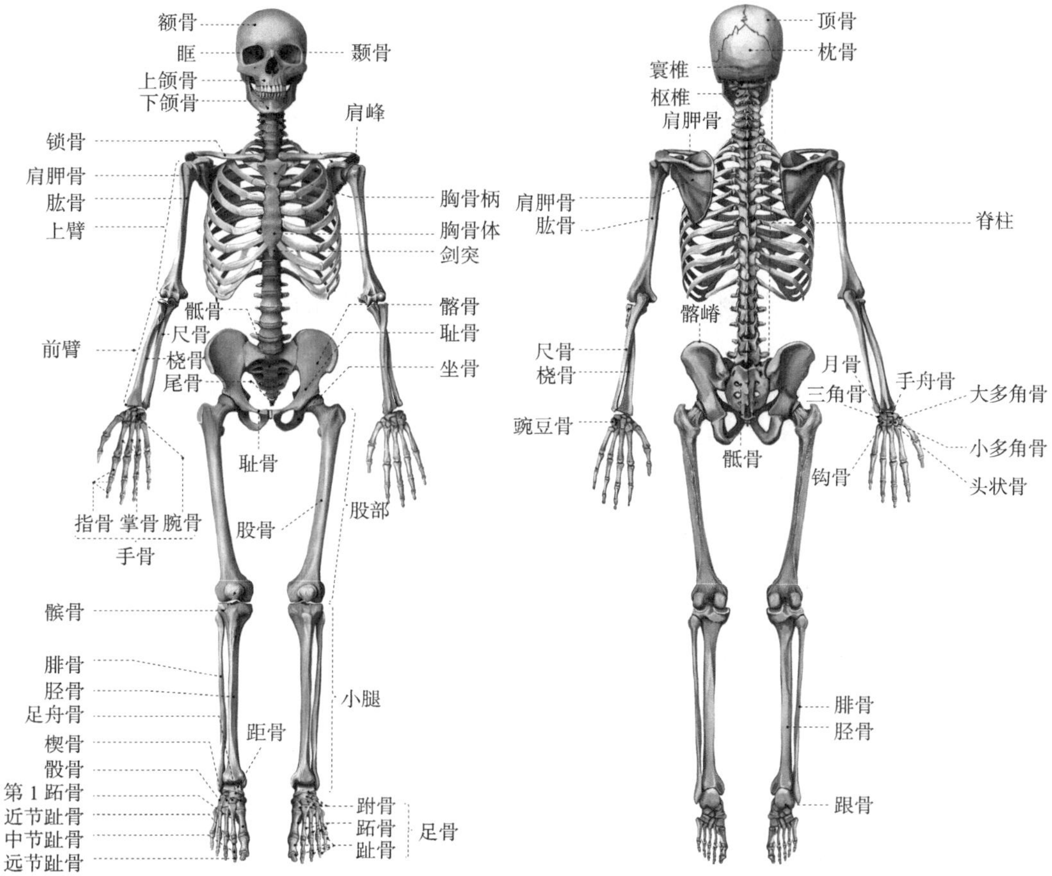

图 2-1　人体骨骼
（a）前面观　（b）后面观

（一）长骨

长骨（long bone）分布于四肢，呈长管状，分为一体两端。体又称骨干（diaphysis shaft），为中间较细部分，骨质致密，内部的空腔称髓腔（medullary cavity），容纳骨髓。体的表面有 1～2 个血管出入的孔，称滋养孔（nutrient foramen）。两端膨大部分称骺（epiphysis），有光滑关节面（articular surface），被覆有关节软骨，与相邻关节面构成关节。骨干与骺相连接的部分称干骺端（metaphysis）。幼年时保留一片软骨，称

骺软骨（epiphysial cartilage），骺软骨细胞不断分裂繁殖和骨化，使骨不断长长。成年后，骺软骨骨化，骨干与骺融为一体，其间遗留一**骺线**（epiphysial line）。长骨多分布于四肢，如股骨、肱骨等，主要参与完成运动，起杠杆作用。

（二）短骨

短骨（short bone）一般形似立方形，有多个关节面，多成群分布于连结牢固且有一定灵活性的部位，如腕骨和跗骨。

（三）扁骨

扁骨（flat bone）呈板状，主要构成颅腔、胸腔和盆腔的壁，起保护作用，如颅盖骨、胸骨和肋骨等。

（四）不规则骨

不规则骨（irregular bone）形状不规则，如椎骨等。有些不规则骨骨密质内有与外界相通的腔，称含气骨。

此外，位于某些肌腱内的小骨称**籽骨**（sesamoid bone），其体积一般较小，在运动中起减少摩擦和改变肌力牵引方向的作用，髌骨是人体内最大的籽骨，也是人体内唯一成骨的籽骨。

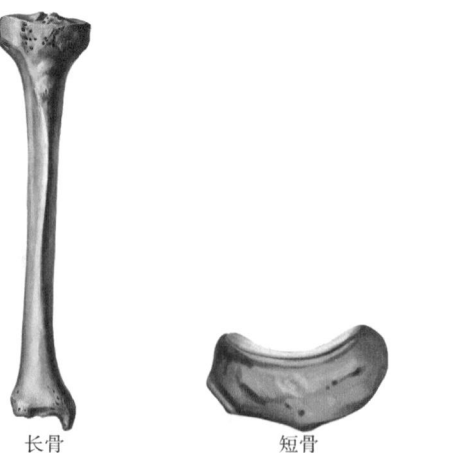

图 2-2　骨的形态分类

二、骨的表面形态

骨的表面由于受肌肉的牵引及血管和神经的穿通,以及邻近器官的接触等影响,可形成不同形态如突起(棘、结节、粗隆、嵴、髁)、凹陷(窝、压迹、切迹)、空腔(管、小房、裂孔)等。

三、骨的构造

骨(图2-3)由骨质、骨膜和骨髓构成。

(一)骨质

骨质由骨组织构成,它是骨的主要成分,按结构分为骨密质和骨松质(图2-3)。**骨密质**(compact bone)质地致密,耐压性较大,配布于骨的表层。**骨松质**(spongy bone)呈海绵状,由许多片状的**骨小梁**(bone trabecula)交织排列而成,配布于骨的内部。骨松质在长骨主要见于骨髓腔,长骨干密质深面也有薄层骨松质,它们往往形成杆状或片状的骨小梁。骨小梁的排列方向与各骨承受的压力及相应的张力方向一致,因而能承受较大的重量。

颅盖骨表层的密质分别称为外板和内板,外板厚而坚韧,富有弹性,内板薄而松脆,故颅盖骨骨折易发生于内板。两板之间的松质称**板障**(diploe),有板障静脉通过。

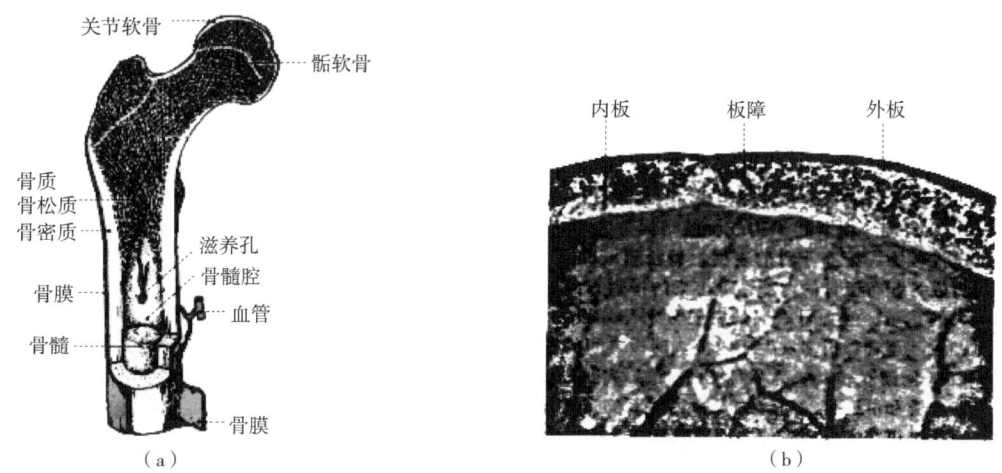

图2-3 骨的构造

（二）骨膜

骨膜（periosteum）由结缔组织构成，包括骨外膜和骨内膜。除关节面外，骨外膜被覆于新鲜骨表面的骨膜，含有丰富的血管、淋巴管和神经，对骨的营养、再生和感觉有重要作用。骨外膜分内、外两层，外层厚而致密，有许多胶原纤维束穿入骨质，使之固定于骨面。内层疏松，有成骨细胞和破骨细胞，分别具有产生新骨质和破坏旧骨质的功能，幼年期功能非常活跃，直接参与骨的生成，成年期转为静止状态，但是骨一旦发生损伤，如骨折，骨膜又重新恢复功能，参与骨折端的修复愈合。手术时要尽量保护骨膜，以免发生骨的坏死和延迟骨的愈合。**骨内膜**（endosteum），衬在髓腔内面和松质骨小梁表面的膜，是一层较薄的结缔组织膜，也含有成骨细胞和破骨细胞，其功能与骨外膜内层相同。

（三）骨髓

骨髓（bone marrow）充填于骨髓腔和松质的间隙内，分为红骨髓和黄骨髓。**红骨髓**（red bone marrow）含有大量不同发育阶段的红细胞和其他幼稚型的血细胞，有造血功能，胎儿及幼儿的骨髓全是红骨髓。5岁以后，长骨骨干内的红骨髓逐渐被脂肪组织代替，呈黄色，称**黄骨髓**（yellow bone marrow），失去造血功能。但在慢性失血过多或重度贫血时，黄骨髓可在一定程度上转化为红骨髓，恢复造血功能，这是造血功能的代偿现象。在扁骨、不规则骨和长骨两端的骨松质内终生都是红骨髓。

（四）骨的血管、淋巴管和神经

1.骨的血管

长骨的动脉包括滋养动脉、干骺端动脉、骺动脉及骨膜动脉。滋养动脉是长骨的主要动脉，一般有1~2支，多在骨干中段斜穿滋养孔进入骨髓腔，分为升支和降支，分布于骨髓、干骺端和骨密质的内层，并分别与干骺端动脉的分支吻合。干骺端动脉和骺动脉均发自邻近动脉，从骺软骨附近穿入骨质。骨膜动脉丰富。上述各动脉均有静脉伴行。不规则骨、扁骨和短骨的动脉来自骨膜动脉或滋养动脉。

2. 骨的淋巴管

骨膜的淋巴管丰富，但骨质内是否存在淋巴管尚有争论。

3. 骨的神经

骨的神经伴滋养血管进入骨质内，分布于哈佛管的血管周围间隙内，内脏传出神经较多，分布于血管壁；躯体传入神经则多分布于骨膜，骨膜对张力或撕扯的刺激较为敏感，故骨折时常引起剧痛。

四、骨的化学成分与物理特性

骨的化学成分分为有机物和无机物2类。成人骨中有机物约占28%，主要是骨胶原纤维束和粘多糖蛋白，构成骨的支架，使骨具有弹性和韧性；无机物约占72%，主要是水和钙盐，使骨坚硬挺实。脱钙骨（去掉无机物）仍具原骨形态，柔软、有弹性，甚至可弯曲打成结；煅烧骨（去掉有机物）虽形态不变，但脆而易碎。两种成分的比例，随年龄的增长而发生变化。幼儿时期骨的有机物和无机物各占一半，故弹性较大、柔软，易发生变形，在外力作用下易发生青枝骨折。成年人骨中有机物和无机物的比例约为3∶7，该比例使骨具有最佳的物理性能。老年人的骨中无机物所占比例增大，但因激素水平下降，影响钙、磷的吸收和沉积，骨质出现多孔性，骨组织的总量减少，表现为骨质疏松症，此时骨的脆性较大，易发生骨折。

五、骨的发生与生长

（一）骨的发生

骨的发生有膜内成骨和软骨内成骨2种。在结缔组织膜的基础上经过骨化而成的骨为膜内成骨，如颅顶骨等。在软骨的基础上经过骨化而成的骨则为软骨内成骨，如四肢骨。

1. 膜化骨

在骨间充质内有些细胞分化为成骨细胞,产生骨胶原纤维和基质,基质中逐渐沉积钙,构成骨质。开始化骨的部位,称骨化点(中心),由此向外作放射状增生,形成海绵状骨质。新生骨质周围的间充质膜即成为骨膜。骨膜下的破骨细胞将已形成的骨质进行破坏与吸收,成骨细胞再将其改造和重建,如此不断进行,最终塑造为成体骨的形态,如颅盖骨和面颅骨等。

2. 软骨化骨

以长骨为例,在骨间充质内先形成骨,此处即称原发骨化点(初级骨化中心)。中心被破骨细胞破坏而形成的腔,即骨髓腔。胎儿出生前后,长骨骺处出现继发骨化点(次级骨化中心),在骺部开始造骨。骨膜、原发骨化点、继发骨化点不断造骨,分别形成骨干与骺,二者之间有骺软骨。

(二)骨的生长

骨的生长是骨的形成和破坏两个过程对立统一的结果,生长过程中形成占优势。骨发生的2种方式在生长中亦有体现。影响骨生长的因素有很多,其中种族、遗传和激素的作用是内因;营养、机械力和锻炼是外因。

1. 增粗

骨的增粗以膜内成骨方式为主。儿童少年时期骨膜较厚,骨外膜内层的成骨细胞不断分泌骨质,使骨干不断增粗,骨髓腔内不断地造骨、破骨与重建则使骨髓腔逐渐扩大,成年后这种活动渐趋静息。

2. 长长

骨的长长以软骨内成骨方式为主。在儿童少年时,长骨骺与骨干间存在骺软骨,骺软骨不断增生和骨化促使骨不断长长,在12~18岁时,大部分的软骨生长速率快,

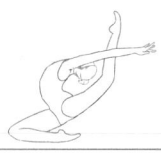

四肢骨更为明显。接近成年时,骺软骨停止增长,全部骨化,骨干与骺之间遗留一骺线(在 X 射线下显影,密度增大)。

(三)骨龄

骨龄是指骨骺和小骨骨化中心出现的年龄及骨干与骨骺愈合的年龄,它常用来确定人的生物年龄。由于各块腕骨的出现和掌、指骨的愈合呈年龄梯度,能够较好地反映骨龄,因而测定儿童少年骨龄时多拍摄手和腕部的 X 线片。骨龄可用于预测儿童少年的身高,也可判断儿童少年的发育情况,因此,可以作为不同舞种专业舞者选材的有效指标。

六、骨的功能

① **支持功能**:骨与骨连结构成人体坚固的支架。一方面,支持各种软组织,使人体具有一定的轮廓;另一方面,支持身体局部或整体的重量。

② **运动功能**:骨是运动的杠杆,在神经系统调控下,当肌肉收缩时,可牵引骨绕关节的运动轴完成各种动作。

③ **保护功能**:骨构成体腔的壁,保护腔内的重要器官。如脊柱保护脊髓,胸廓保护心和肺,骨盆保护膀胱和子宫等。

④ **造血功能**:骨是重要的造血器官,红骨髓具有制造血细胞的功能。

⑤ **储备钙和磷的功能**:骨盐中的钙和磷参与体内钙、磷的代谢,处于不断变化的状态,因此骨还是体内钙、磷的储备仓库。

七、骨的可塑性及舞蹈对骨形态结构的影响

骨的基本形态结构主要是由遗传决定的,环境因素对骨的生长发育也有一定的影响。影响骨生长发育的因素有神经、内分泌、营养、疾病及其他因素。神经系统调控功能增强时可促使骨质增生,使骨坚韧粗壮;功能减弱时则使骨质变得疏松,神经损伤后的瘫痪病人的骨会出现脱钙、疏松和骨质吸收,甚至还会出现自发性骨折。内分泌对骨的发育影响很大,成年之前,若生长激素分泌亢进,会

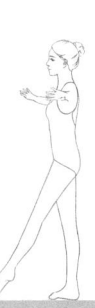

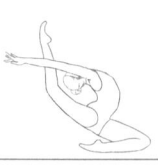

促使骨过快过度生长而导致巨人症，若分泌不足，则发育停滞导致侏儒症；成年之后，生长激素分泌亢进，出现肢端肥大症。维生素 A 对成骨细胞和破骨细胞的作用进行调节、平衡，保持骨的正常生长；维生素 D 促进肠道对钙、磷的吸收，缺乏时体内钙、磷减少从而影响骨的钙化，在儿童期可造成佝偻病，成年人可导致骨质软化。此外，机械因素对骨的生长发育也起重要作用，加强锻炼可促进骨的正常发育。

长期、系统、科学的舞蹈锻炼会对骨形态结构产生形态学适应，主要表现在促进骨的生长发育和新陈代谢，特别是包含跳跃、旋转等负重动作的舞蹈，可以有效刺激骨骼生长。研究表明，青少年时期进行舞蹈训练的个体，其骨密度、骨骼强度、骨形成细胞的活性、骨骼生长速度、骨骼峰值质量都显著高于非舞蹈者，为成年后的骨骼健康奠定基础。除了促进骨骼生长，舞蹈训练还可以帮助改善骨骼内部结构，使其更加强韧，一项针对芭蕾舞演员的研究发现，他们的骨小梁排列更加紧密有序，骨密质厚度增加，使骨小梁的排列更适应力的传导，提高骨骼的抗压和抗扭能力。此外骨周围肌肉活动得越多，骨的长度增长就越明显，骨密质增厚，骨径变粗，骨面肌肉附着处突起明显，骨小梁的排列依张力和压力的变化更加清晰而有规律，有效降低骨损伤的发生率。

尽管舞蹈对骨骼健康有益，但也存在一定的损伤风险。过度训练、热身不足或技术动作不正确都会对骨产生不良反应，主要表现在儿童少年的生长发育期，骨骼的生长板尚未闭合，如发生不当的训练可能导致生长板损伤，影响骨骼的正常生长发育，甚至导致肢体长度不等。一些舞蹈动作，如单腿旋转、旁腿、旁腰等，如果长期进行且缺乏平衡训练，可能导致脊柱侧弯和骨盆倾斜等不良身体姿态。同时高强度的舞蹈训练，特别是频繁的跳跃和落地动作，还会导致应力性骨折等损伤的产生，一项针对中国古典舞演员的研究发现，长期舞蹈训练可以显著提高其腰椎和股骨的骨密度，并改善骨小梁的微结构。然而，该研究也发现，部分舞者存在脊柱侧弯和骨盆倾斜等问题，提示舞蹈训练需要注重身体的平衡发展。

第二节 躯干骨

> 【学习重点】
> 1. 椎骨的一般形态结构和各部椎骨的特点。
> 2. 肋骨、胸骨的一般形态构造。

中轴骨包括躯干骨和颅骨两部分。躯干骨包括 24 块椎骨、1 块骶骨、1 块尾骨、1 块胸骨和 12 对肋。它们分别参与脊柱、胸廓和骨盆的构成。

一、椎骨

幼年时为 32~33 块，即颈椎 7 块，胸椎 12 块，腰椎 5 块，骶椎 5 块，尾椎 3~4 块。成年后 5 块骶椎融合成 1 块骶骨，3~4 块尾椎融合成 1 块尾骨。

（一）椎骨的一般形态特征

椎骨（vertebrae）（图 2-4）的构成基本相似，除个别椎骨外，每块椎骨由前方的椎体和后方的椎弓组成，两者围成的孔称为**椎孔**（vertebral foramen），各椎孔相连构成的管称为**椎管**（vertebral canal），容纳脊髓及被膜等。

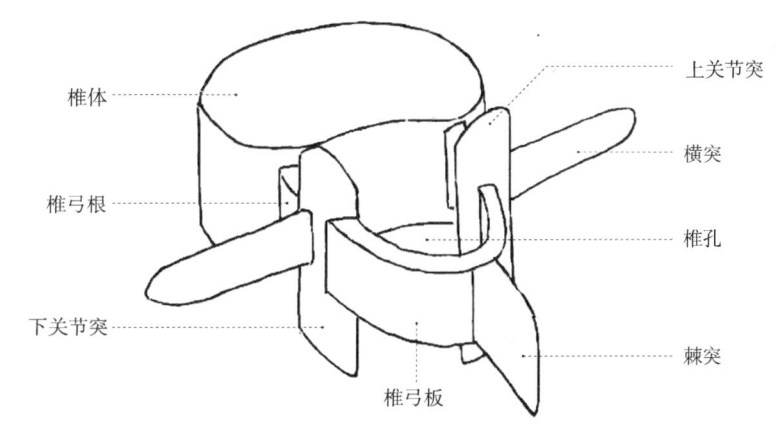

图 2-4 椎骨的一般形态示意图

椎体（vertebral body）位于前部，呈短圆柱形，是构成脊柱的基础，也是椎骨负重的主要部分，表面有薄层的骨密质，内部为骨松质。上、下面皆粗糙，借椎间盘与邻近椎骨相连。

椎弓（vertebral arch）位于椎体后方，呈弓形板状结构，由椎弓根和椎弓板构成。

连接椎体的缩窄部分称**椎弓根**（pedicle of vertebral arch），两侧椎弓根向后内扩展变宽的板状结构部分称为**椎弓板**（lamina of vertebral arch）。椎弓根上、下缘各有一个切迹，分别称椎上切迹和椎下切迹。相邻两个椎弓根的上下切迹围成**椎间孔**（intervertebral foramen），其内有脊神经和血管通过。由椎弓发出7个突起：向后部正中或后下方发出的一个突起称**棘突**（spinous process），向两侧发出的1对突起称**横突**（transverse process），在椎弓根和椎弓板结合处向上、下各发出1对突起，分别称为**上关节突**（superior articular process）和**下关节突**（inferior articular process）。椎骨棘突位于背部正中皮下，在体表可扪及。

（二）各部椎骨的主要形态特征

1. 颈椎

颈椎（cervical vertebrae）（图2-5、图2-6），共有7块，上承颅骨，下接胸椎。其中第1、2、7颈椎为特殊形态的颈椎，其余4块有共同特征，横截面呈椭圆形，椎体较小，颈椎的横突上有圆形小孔，称**横突孔**（transverse foramen），孔内有椎动脉、椎静脉及神经通过，第2～6颈椎棘突分叉，关节突关节面近似水平位。

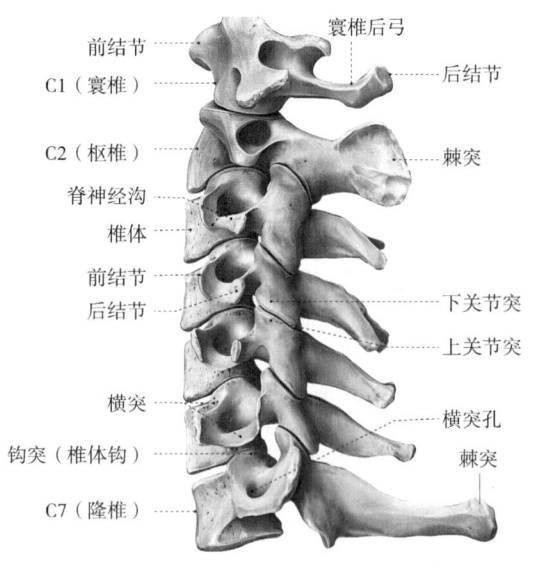

图2-5 颈椎

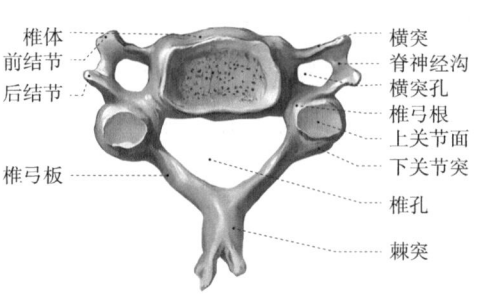

图2-6 第4颈椎

第1颈椎呈环形，故称**寰椎**（atlas）（图2-7），无椎体、棘突和关节突，由前弓、后弓和侧块构成。前弓中部的后面有一关节凹，称齿突凹，与枢椎齿突相关节。后弓较长，上面有横行的椎动脉沟，沟内有椎动脉通过。侧块上面有椭圆形凹陷，称上关节凹，与枕髁相关节。侧块下面有圆而平的关节面称下关节面，与枢椎相关节。

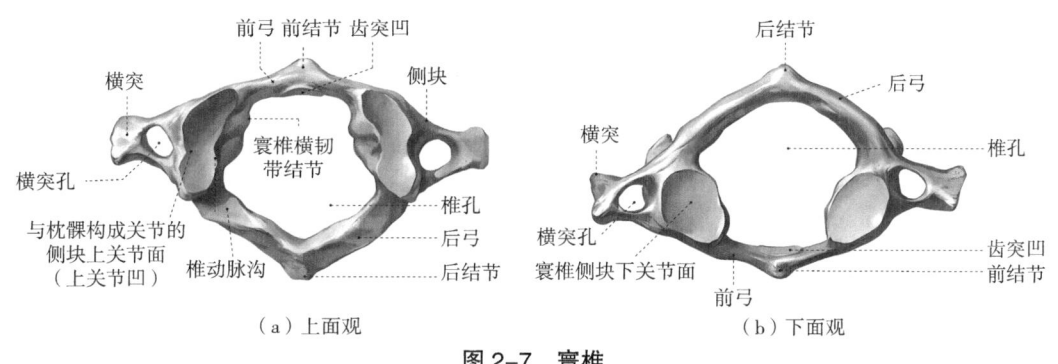

图2-7 寰椎

第2颈椎即**枢椎**（axis）（图2-8），椎体上方有一指状突起，称**齿突**（densofaxis），齿突原来是寰椎椎体的一部分，发育过程中与枢椎椎体融合，以适应头部的旋转运动。齿突两侧的上面各有一个关节面，与寰椎下关节面相关节。

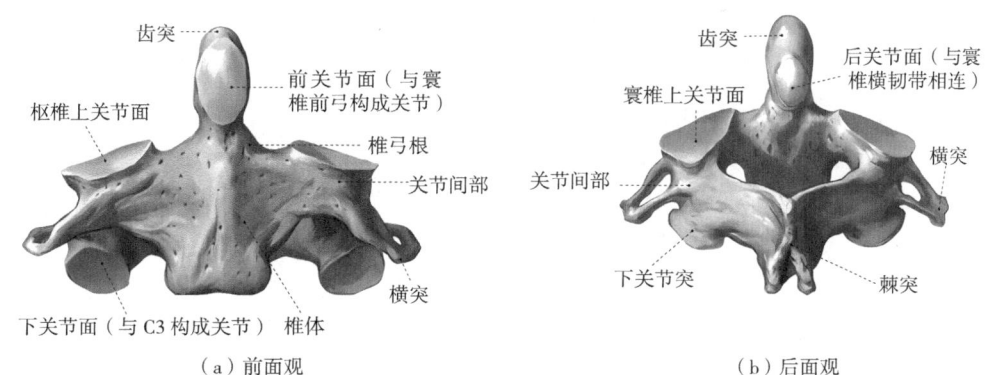

图2-8 枢椎

第7颈椎即**隆椎**（vertebrae prominens）（图2-9），棘突特别长，呈水平状，末端不分叉，形成结节，在皮下可触及，低头时更明显，是计数椎骨序数的重要体表标志点。

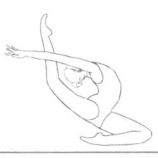

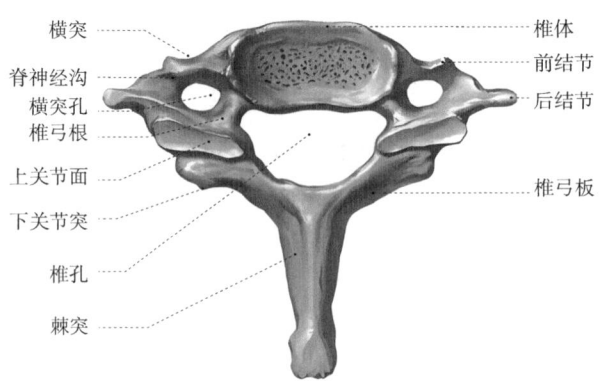

图 2-9 隆椎上面观

2. 胸椎

胸椎（thoracic vertebrae）（图 2-10），上位胸椎的形态近似于颈椎，下位胸椎的形态近似于腰椎。胸椎椎体后外侧面的后方上、下各有一浅凹，称**肋凹**（fovea costalis），与肋头相关节，横突末端前面有一凹面，称**横突肋凹**（fovea costalis transversalis），与肋结节相关节。第 1 胸椎和第 9 胸椎以下各胸椎的肋凹不典型。上、下关节突关节面呈冠状位。棘突细长，向后下方倾斜，各相邻棘突呈叠瓦状排列。

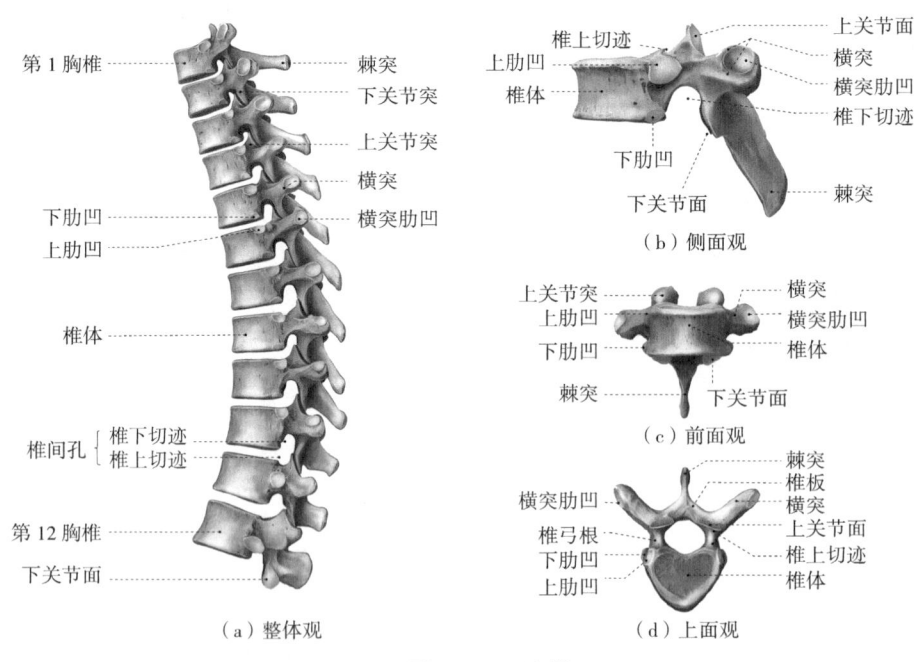

图 2-10 胸椎

3. 腰椎

腰椎（lumbar vertebrae）（图2-11）椎体粗大，横断面呈肾形，椎孔呈三角形。棘突宽而短，呈板状，水平伸向后方。上、下关节突关节面呈矢状位，便于腰椎做屈伸运动。各棘突之间的间隙较宽，临床上可在此处作腰椎穿刺术。

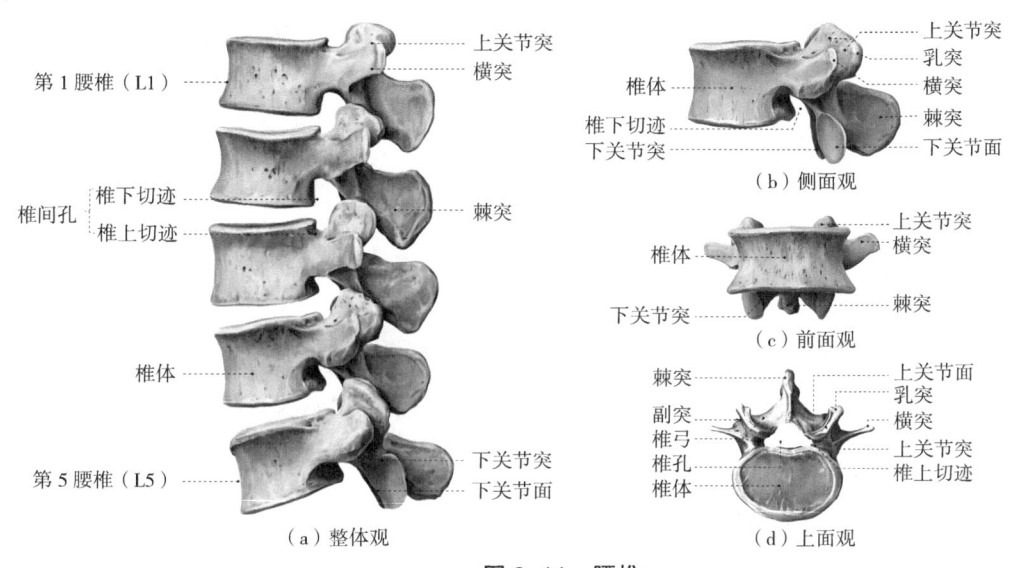

图2-11 腰椎

4. 骶骨

骶骨（sacrum）（图2-12）由5块骶椎融合而成，上承腰椎，下接尾骨，呈扁平的倒三角形，构成骨盆后壁，为椎骨中最大的部分。底向上称骶骨底，与第5腰椎相关节，前缘正中突出称**岬**（promontory），尖朝下称骶骨尖，接尾骨。骶骨两侧有耳状面，与髂骨的耳状面相关节。骶骨内有**骶管**，上端接椎管，下端开口形成**骶管裂孔**（sacral hiatus），骶骨前面光滑，有4对骶前孔，后面粗糙，有4对骶后孔。骶前孔和骶后孔与骶管相通，有神经、血管通过。后面正中线上有一纵嵴，称骶正中嵴，为骶椎棘突融合的遗迹。

5. 尾骨

尾骨（coccyx）（图2-12）呈三角形，由3~4块退化的尾椎融合而成，上接骶骨，下端游离为尾骨尖。

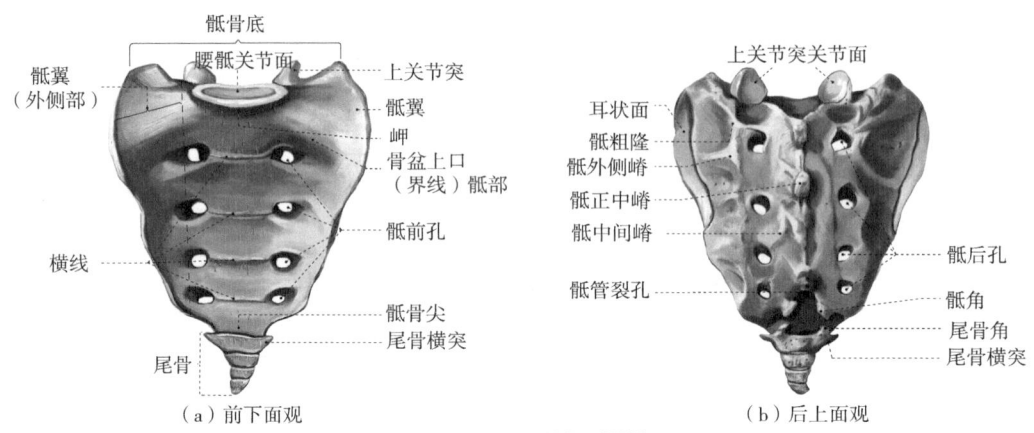

图 2-12 骶骨和尾骨

二、胸骨

胸骨（sternum）（图 2-13）为长方形扁骨，上宽下窄，位于胸前壁正中部皮下，可分为胸骨柄、胸骨体、剑突 3 部分。**胸骨柄**（manubrium sterni）近似三角形，上缘正中凹陷为**颈静脉切迹**（jugular notch），两则有卵圆形关节面为锁切迹。**胸骨体**（body of sternum）位于胸骨柄与剑突之间，在胸骨柄与胸骨体相接处向前凸，称**胸骨角**（sternal angle），可在体表扪及，两侧肋切迹与第 2 肋软骨相连结，是计数肋的重要体表标志。胸骨两侧缘各有 7 个肋切迹，与第 1~7 肋软骨相关节。**剑突**（xiphoid process）扁而薄，下端游离。

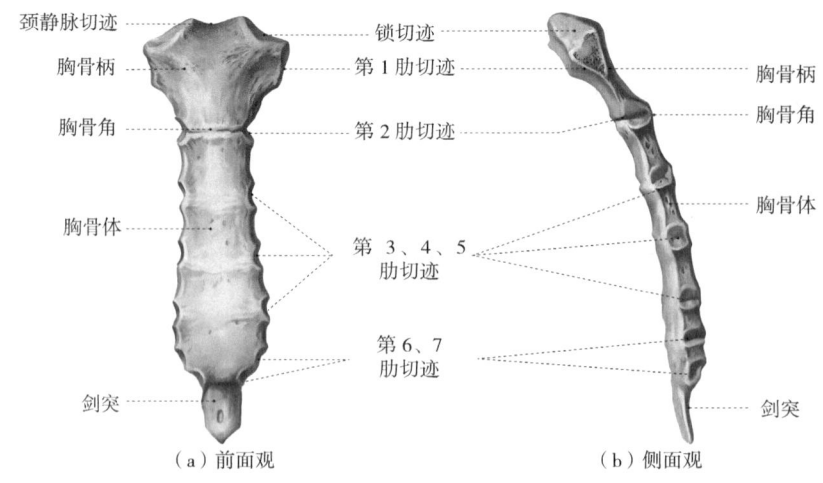

图 2-13 胸骨

三、肋

肋（rib）由肋骨与肋软骨组成，共 12 对。其中第 1～7 对肋前端与胸骨相连结称真肋；第 8～10 对肋前端借肋软骨与上位肋软骨相连结，形成肋弓，称假肋；第 11～12 对肋前端游离于腹壁肌层中，称浮肋。除第 1 肋骨外，所有肋骨都可扪及，第 2 肋位于锁骨下方皮下。

（一）肋骨

肋骨（costal bone）（图 2-14）属扁骨，分为前端、肋体和后端 3 部分。前端稍宽微凹，与肋软骨相连。**肋体**（shaft of rib）分内、外两面和上、下两缘，内面近下缘处有一浅沟称**肋沟**（castal groove），有肋间血管和神经通过。后端膨大，称**肋头**（costal head），有肋头关节面与胸椎上、下肋凹相关节。肋头后外侧缩小部分称**肋颈**（costal neck），其与肋体交界处有一粗隆起称**肋结节**（cosal tubercle），肋结节面与胸椎横突肋凹相关节。

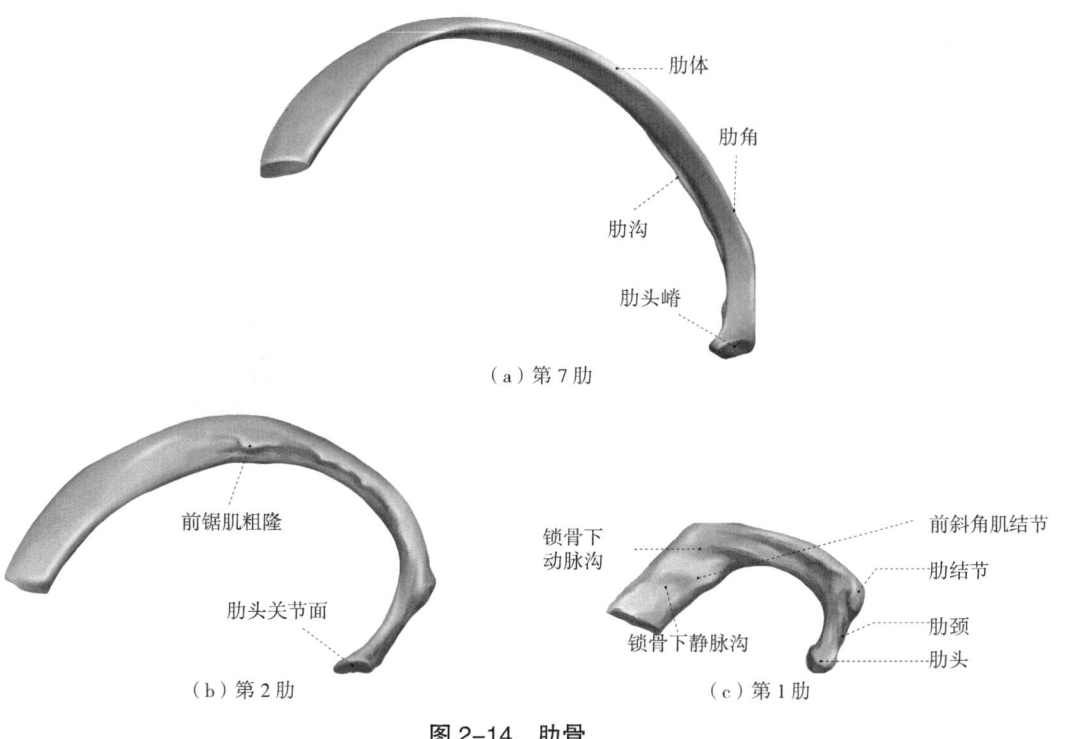

图 2-14　肋骨

（二）肋软骨

肋软骨（costal cartilage）呈扁圆形，位于各肋骨的前端，由透明软骨构成，上7对肋软骨与胸骨相连，第8～10对肋软骨借软骨间关节依次连接于上位肋软骨。第11、12对肋末端游离于腹肌中。

第三节　颅　骨

【学习重点】

1. 颅骨的形态结构。
2. 颅骨重要的体表标志。

颅骨（cranium 或 bones of skull）（图2-15～图2-18）位于脊柱的上方，与颈椎相连，由23块大小不等、形态各异的不规则骨或扁骨构成（位于中耳的3对听小骨未记在内），除舌骨和下颌骨外，其他颅骨借缝或软骨牢固连结，共同构成腔，具有容纳和保护脑及感觉器官的作用，也参与构成呼吸及消化道的起始部。借眶上缘和外耳门上缘形成的分界线，颅骨可分为**脑颅骨**（cerebral cranium bone）和**面颅骨**（facial cranium bone）2部分。

颅骨的主要体表标志包括：颅骨颧弓位于两眶下缘外后方皮下；眶上缘、眶下缘分别为眼眶上下的骨性边界；眉弓为上缘上方的横行隆起；下颌头位于耳郭前方，张口、闭口运动时，可发现下颌头在移动；颞骨乳突位于外耳门后下方皮下。

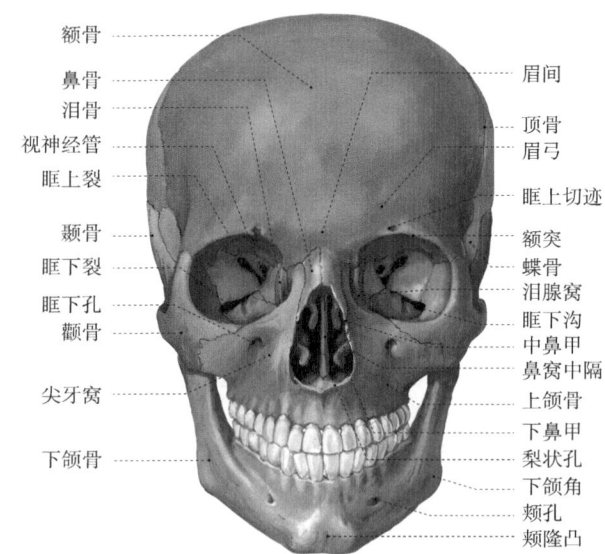

图2-15　颅的正面观

第二章 骨

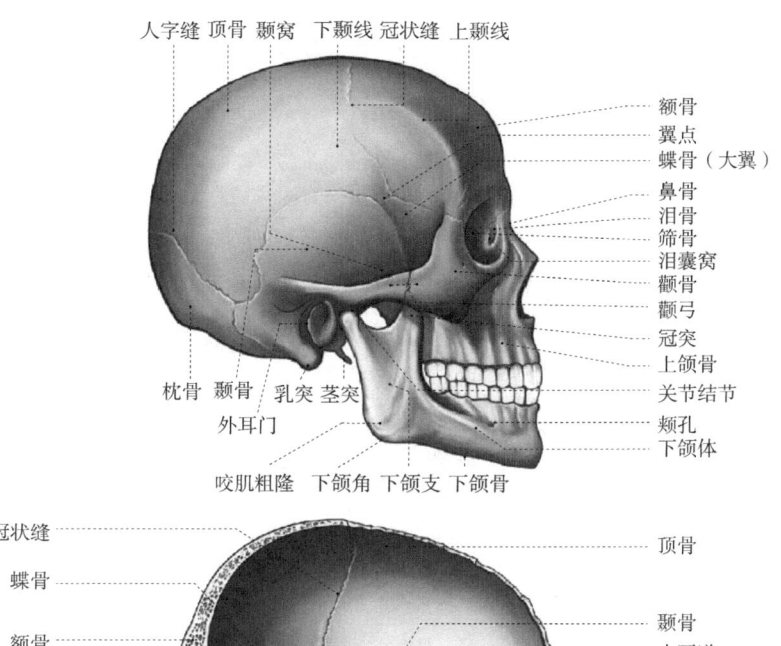

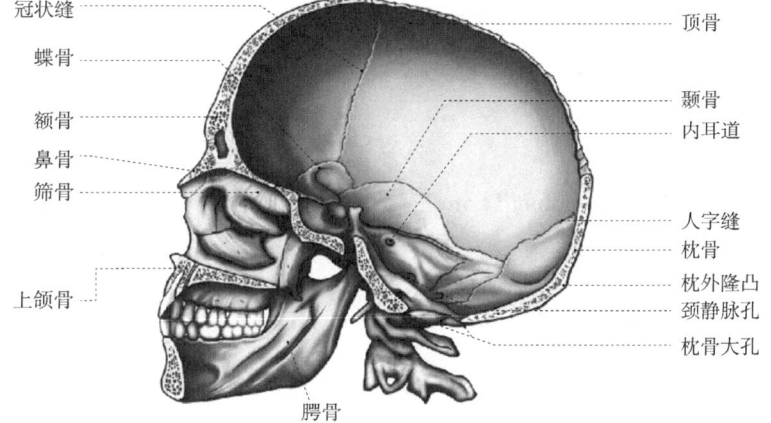

图 2-16 颅的侧面观

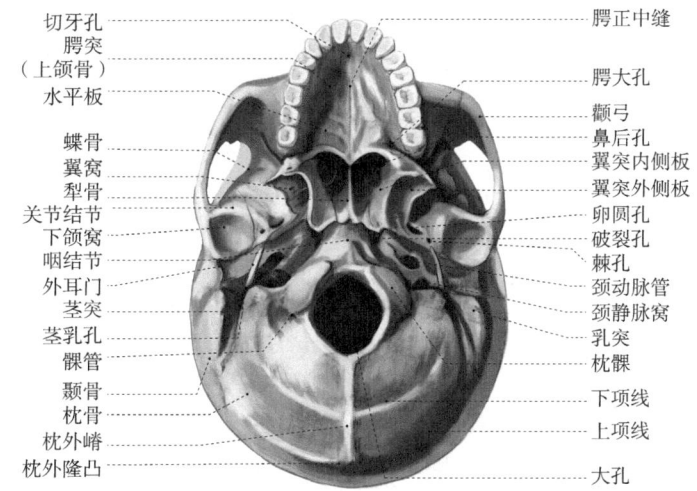

图 2-17 颅的外面观

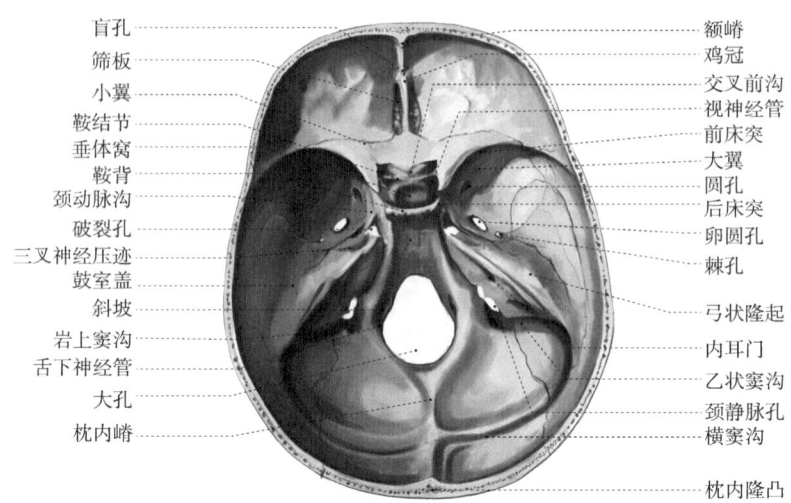

图 2-18 颅的内面观

一、脑颅骨

脑颅骨由 8 块脑颅骨构成，其中不成对的有 1 块**额骨**（frontal bone）、1 块**枕骨**（occipital bone）、1 块**筛骨**（ethmoid bone）、1 块**蝶骨**（sphenoid bone）；成对的有 2 块**顶骨**（parietal bone）和 2 块**颞骨**（temporal bone）。额骨位于颅的前上方，枕骨位于颅的后下部，枕骨的前下部有**枕骨大孔**（foramen magnum）。颅腔的顶是穹隆形的颅盖，由额骨、顶骨、枕骨共同构成。颅腔的底由中部的蝶骨、后方的枕骨、两侧的颞骨、前方的额骨和筛骨构成。筛骨是最脆弱的含气骨，位于两眶之间，构成鼻腔上部和外侧壁，筛骨上方的筛板上有许多筛孔，有嗅神经通过。蝶骨形似蝴蝶，居颅底中央；顶骨外隆内凹，呈四方形，位于颅顶中部，左右各一；颞骨参与构成颅底和颅腔侧壁，亦左右各一。

二、面颅骨

面颅骨由 15 块面颅骨构成。其中不成对的有 1 块**下颌骨**（mandible）、1 块**犁骨**（vomer）、1 块**舌骨**（hyoid bone）；成对的有 2 块**上颌骨**（maxilla）、2 块**颧骨**（zygomatic bone）、2 块**鼻骨**（nasal bone）、2 块**泪骨**（lacrimal bone）、2 块**腭骨**（palatine bone）和 2 块**下鼻甲骨**（inferior nasal concha）。面颅骨构成眶腔、鼻腔和口腔。

第四节 上肢骨

【学习重点】
1. 肩胛骨、肱骨、尺骨和桡骨的形态结构。
2. 上肢骨重要的体表标志。

上肢骨包括上肢带骨和自由上肢骨。上肢带骨由锁骨和肩胛骨组成。自由上肢骨由肱骨、尺骨、桡骨及手骨构成。

上肢骨的主要体表标志包括：

锁骨位于胸廓前上方，全长易在皮下扪及。

肩胛骨位于背外上方，易在皮下触及中内侧缘及下角、肩胛冈和肩峰。肩峰为测量肩宽和上肢全长的体表标志。喙突位于锁骨内侧2/3与外侧1/3交界处下方皮下。

肱骨位于上臂，其大结节可在肩部最外侧皮下触及，其内、外上髁位于下端两侧皮下，其中内上髁较隆起。

尺骨位于前臂内侧。从鹰嘴到茎突全长位于后面内侧皮下。其中鹰嘴在屈肘时，茎突在前臂旋内时更明显，均可在体表扪及。

桡骨位于前臂外侧，其下端茎突易在外侧皮下触及，在屈腕时更明显。

手骨位于桡腕关节掌侧面，两侧可摸到大多角骨、豌豆骨；握拳或伸掌时，可看到或摸到各掌骨及指骨。

一、上肢带骨

上肢带骨由锁骨和肩胛骨组成。

（一）锁骨

锁骨（clavicle）（图2-19）横架于胸廓的前上方，为"～"形弯曲，上面光滑，下面粗糙，形似长骨，无骨髓腔。内侧端粗大为胸骨端，有关节面与胸骨柄相关节，外侧端呈扁平状为肩峰端，有关节面与肩胛骨肩峰相关节。内侧 2/3 凸向前，外侧 1/3 凹向后。锁骨内侧 2/3 与外侧 1/3 交界处最薄弱，人在跌倒时肩或手着地，易在此骨折。锁骨全长可在体表扪及。

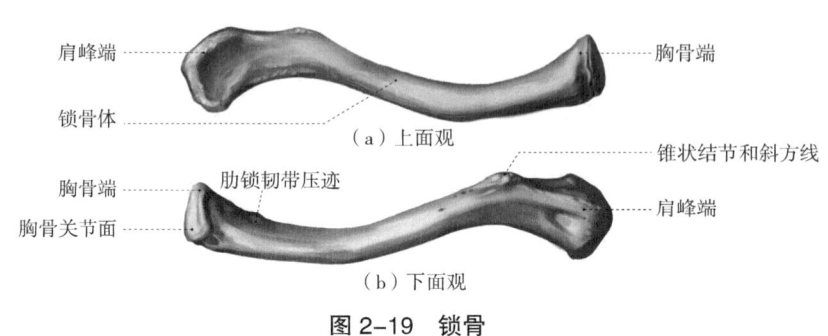

图 2-19 锁骨

（二）肩胛骨

肩胛骨（scapula）（图 2-20）贴附于背部的外侧上方，位于第 2～7 肋骨，呈倒三角形，底部向上方，尖部向下方，可分为两面、三缘和三角。

肩胛骨前面为一浅而大的窝，称**肩胛下窝**（subscapular fossa），与肋骨相邻；后面隆凸有一横行的骨嵴，称**肩胛冈**（spine of scapula），冈上、下方的浅窝分别称为**冈上窝**（supraspinous fossa）和**冈下窝**（infraspinous fossa），肩胛冈向外侧延伸的扁平突起称**肩峰**（acromion），其内侧有肩峰关节面与锁骨的肩峰端相关节。肩峰是测量肩宽和上肢全长的骨性标志。

肩胛骨上缘短而薄，外侧有**肩胛切迹**（scapular notch），切迹外侧有一曲指状的突起称**喙突**（coracoid process）；内侧缘薄而锐利，邻近脊柱，又称脊柱缘，两侧肩胛冈内侧缘连线，平第 3 胸椎棘突；外侧缘肥厚，邻近腋窝，又称腋缘。

肩胛骨上角为上缘与脊柱缘的会合处，平对第 2 肋上缘。下角为脊柱缘与腋缘的会合处，平对第 7 肋或第 7 肋间隙，为计数肋和测量胸围的骨性标志，外侧角为上缘与腋缘的会合处，最肥厚、外侧方的梨形浅窝，称为**关节盂**（glenoid cavity），与骨头相关节，关节盂的上、下方各有一粗糙隆起，分别称盂上结节和盂下结节。

肩胛冈、肩峰、肩胛下角、内侧缘及喙突都可以在体表扪及。

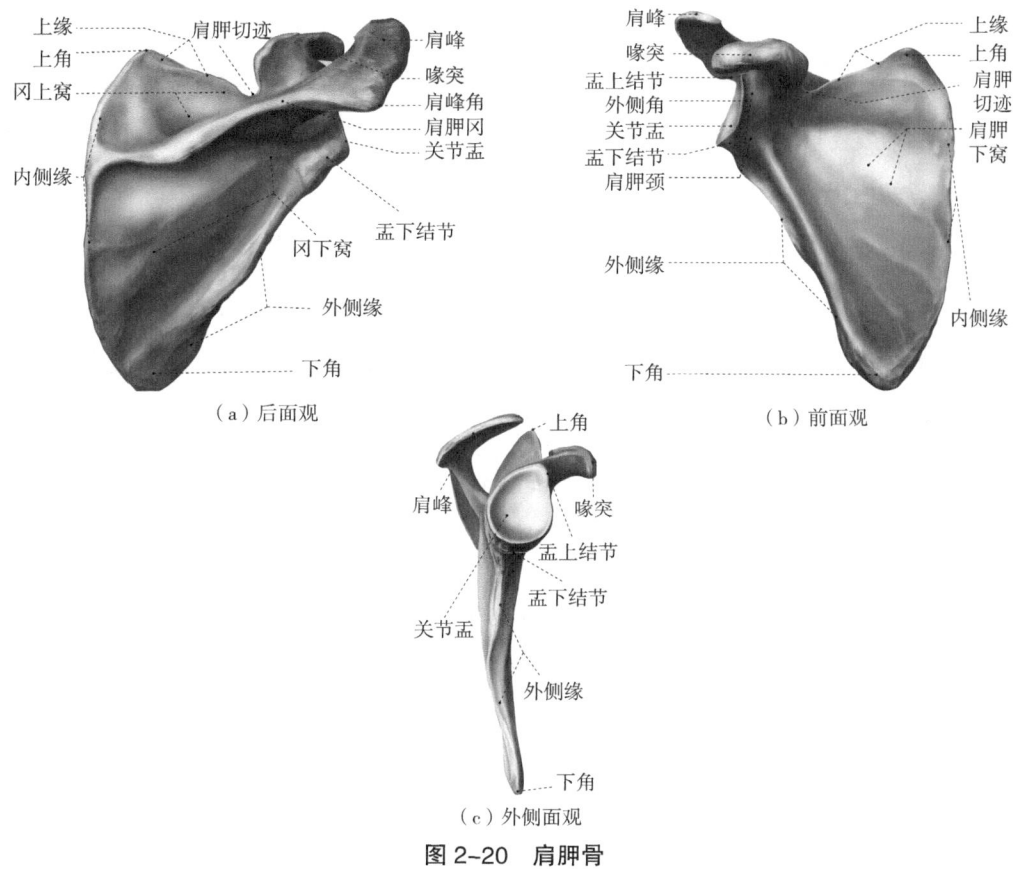

图 2-20 肩胛骨

二、自由上肢骨

自由上肢骨由肱骨、尺骨、桡骨及手骨构成。

（一）肱骨

肱骨（humerus）（图 2-21）是典型长骨，分为一体两端。上端（近侧端）有一半球形的头称**肱骨头**（head of humerus），与肩胛骨的关节盂相关节。头周围的环状浅沟称**解剖颈**（anatomical neck）。肱骨头与体交界处稍细部，称**外科颈**（surgical neck），较易发生骨折。肱骨头外侧有一较大的隆起，称**大结节**（greater tubercle）；前方为一较小的隆起称**小结节**（lesser tubercle）。大、小结节向下延续的骨嵴分别称**大结节嵴**（crest of greater tubercle）和**小结节嵴**（crest of lesser tubercle），大、小结节嵴之间的纵沟称为**结节间沟**（intertubercular sulcus），有肱二头肌长头腱通过。肱骨体上段呈圆柱形，下段呈三棱柱形。中部外侧有一粗糙的隆起，称**三角肌粗隆**（deltoid tuberosity），为三角肌的附着点。后面中部有一自内上斜向外下的浅沟称**桡神经沟**（sulcus for radial nerve），桡神经和肱动脉沿此沟通过。肱骨中段发生骨折时，可能伤及桡神经。肱骨下端宽扁，两侧有向内和向外突起的**内上髁**（medial epicondyle）和**外上髁**（lateral epicondyle）。内上髁后下方有一浅沟，称**尺神经沟**（sulcus for ulnar nerve），尺神经由此经过。当内上髁骨折时，可能伤及尺神经。下端前有两个关节面，内侧呈滑车状称**肱骨滑车**（trochlea of humerus），与尺骨相关节；外侧呈半球形称**肱骨小头**（capitulum of humerus），与桡骨相关节。前面肱骨滑车上方的浅窝，称**冠突窝**（coronoid fossa），肱骨小头上方的浅窝称**桡窝**（radial fossa）；后面肱骨滑车上方的深窝，称**鹰嘴窝**（olecranon fossa）。肱骨体与下端交界处，骨质较薄弱，受暴力可发生肱骨髁上骨折。肱骨大结节和内、外上髁都可以在体表扪及。

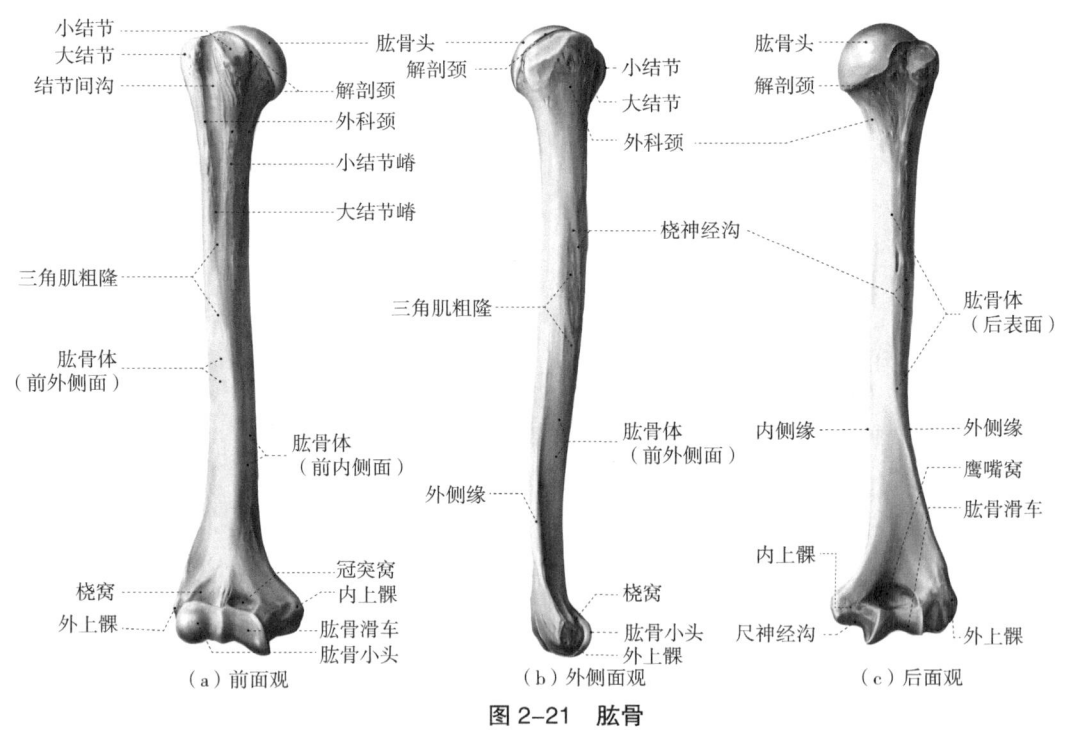

图 2-21　肱骨

（二）尺骨

尺骨（ulna）（图 2-22）位于前臂内侧，属长骨，分为一体两端。上端粗大，前面有一半月形的深凹称**滑车切迹**（trochlear notch），与肱骨滑车相关节。滑车切迹后上方的突起称**鹰嘴**（olecranon）；前下方的突起称**冠突**（coronoid process）；冠突的下方有一粗隆，称**尺骨粗隆**（ulnar tuberosity），为肱肌肌腱附着点。滑车切迹外侧的凹陷称**桡切迹**（radial notch），与桡骨环状关节面相关节。尺骨体上段呈三棱柱形，下段呈圆柱形，上粗下细，外侧缘为锐薄的骨间缘，与桡骨相对。下端为圆球状的**尺骨头**（head of ulna）；外侧及前面有一关节面，称环状关节面，与桡骨的尺切迹相关节。尺骨头后内侧向下的锥状突起称**尺骨茎突**（styloid process of ulna）。尺骨茎突比桡骨茎突约高1厘米。尺骨鹰嘴、尺骨头和尺骨茎突都可在体表扪及。

（三）桡骨

桡骨（radius）（图2-22）位于前臂外侧，属长骨，分为一体两端；上端比下端细小，其顶端稍膨大，**称桡骨头**（head of radius），头上面的关节凹与肱骨小头相关节。头的周围有桡骨环状关节面与尺骨的桡切迹相关节。桡骨头下方略细部分称**桡骨颈**（neck of radius），颈的内下侧有一粗糙隆起称**桡骨粗隆**（radial tuberosity），为肱二头肌肌腱附着点。桡骨体呈三棱柱形，内侧缘为锐薄的骨间缘。下端前凹后凸，下面有腕关节面与腕骨相关节。下端内侧的凹陷称**尺切迹**（ulnar notch），与尺骨头相关节；外侧向下突起称**桡骨茎突**（styloid process of radius）。桡骨茎突和桡骨后面可在体表扪及。

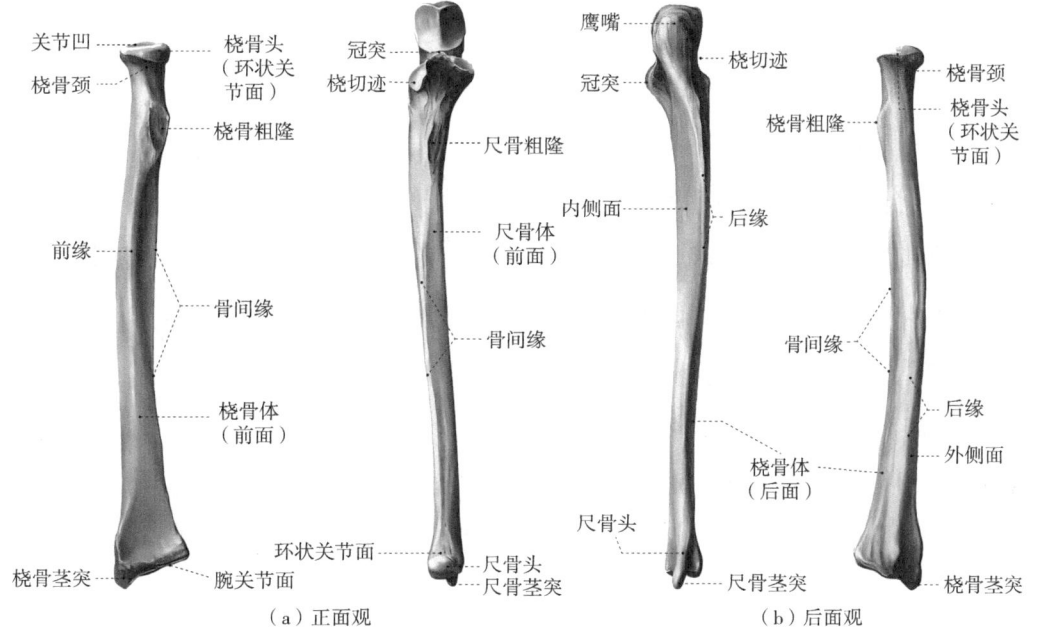

图2-22 尺骨和桡骨

（四）手骨

手骨包括腕骨、掌骨和指骨（图2-23）。

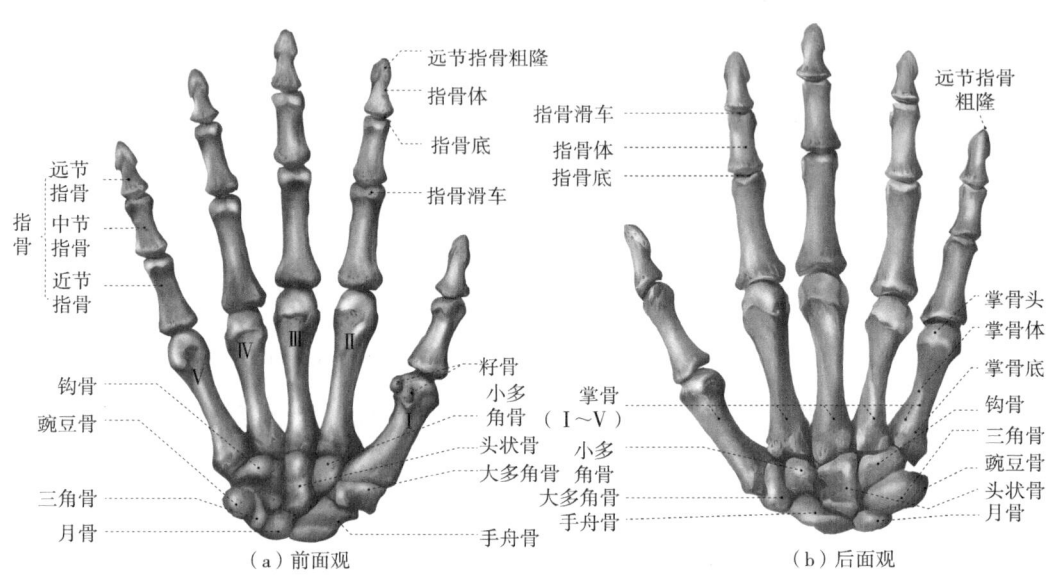

图 2-23　手骨

1. 腕骨

腕骨（carpal bones）（图2-24）位于手腕部，属于短骨，共8块，排成两列，每列4块。近侧列由桡侧向尺侧分别为**手舟骨**（scaphoid bone）、**月骨**（lunate bone）、**三角骨**（triquetral bone）和**豌豆骨**（pisiform bone）。远侧列由桡侧向尺侧分别为**大多角骨**

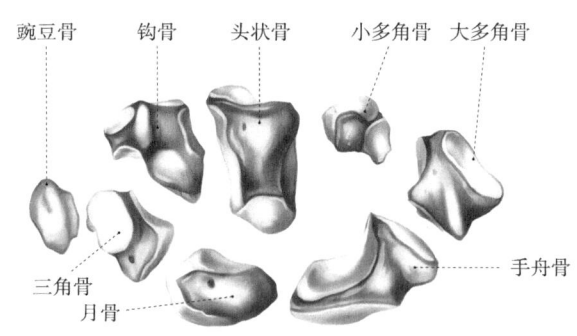

图 2-24　腕骨

（trapezium bone）、**小多角骨**（trapezoid bone）、**头状骨**（capitate bone）和**钩骨**（hamate bone）。8块腕骨连接形成一凹的**腕骨沟**（carpal sulcus），屈肌腱及正中神经、血管经过此沟。

各骨相邻的关节面，形成腕骨间关节。手舟骨、月骨和三角骨近端形成的椭圆关节面与桡骨腕关节面及尺骨下端的关节盘构成桡腕关节。

2.掌骨

掌骨（metacarpal bones）（图 2-23）位于腕骨与指骨之间，共 5 块，属长骨。由桡侧向尺侧依次称为第 1~5 掌骨，每块掌骨近侧端称底；中间部分称体；远端为头。第 1 掌骨短而粗，其底部有鞍状关节面，与大多角骨相关节。

3.指骨

指骨（phalanges of fingers）（图 2-23）为长骨，共 14 块。其中除拇指只有 2 节外，其余各指均为 3 节，由近向远分别为近节、中节和远节指骨，每节指骨的近端为底、中间部为体、远端为滑车。远节指骨远端掌面粗糙，称远节指骨粗隆。除近节指骨底为球窝形关节面外，其余各指骨关节面均为滑车关节面。

第五节　下肢骨

下肢骨包括下肢带骨和自由下肢骨 2 部分。下肢带骨由左、右髋骨构成，自由下肢骨由股骨、髌骨、胫骨、腓骨和足骨构成。

下肢骨的主要体表标志包括：

髋骨位于腰腹部侧面，其髂嵴全长易在皮下触及，向前、后方延伸。前端为髂前上棘；后端为髂后上棘。

坐骨结节位于臀部后下方，股骨位于髋部最外侧，其大转子易在皮下触及。内、外侧髁位于大腿下端两侧皮下。

髌骨前面位于膝关节前面皮下。

胫骨的胫骨粗隆位于上端前面，屈膝时较明显。内、外侧髁位于上端两侧皮下。前缘位于小腿前内侧皮下，内踝位于下端内侧皮下。

腓骨的腓骨头位于胫骨外侧髁下方皮下，屈膝时较明显。外踝位于下端外侧皮下凸隆，外踝比内踝略低。

跟骨的跟结节位于足后部皮下。

一、下肢带骨

下肢带骨由左、右髋骨构成。

髋骨（hip bone）（图2-25）位于躯干下端的两侧，属不规则骨。上部扁阔、中部窄厚，幼儿时的髋骨由髂骨、耻骨和坐骨3块骨借软骨连结而构成。16岁左右软骨骨化，这3块骨结合成一块髋骨，在结合部外侧面有一深窝称髋臼，与股骨头相关节。髋臼下方有一卵圆形大孔，称闭孔。左、右髋骨与骶骨、尾骨组成骨盆。

（一）髂骨

髂骨（ilium）（图2-25）位于髋骨上部，分为髂骨体和髂骨翼2部分。髂骨体肥厚而不规则，构成髋臼的上部。髂骨翼位于髂骨体上部，扁阔而薄，其上缘肥厚，形成弓形的**髂嵴**（iliac crest）。髂嵴前后端各有两个突起，前端上方的突起称**髂前上棘**（anterior superior iliac spine），下方的突起称**髂前下棘**（anterior inferior iliac spine）；后端上方的突起，称**髂后上棘**（posterior superior iliac spine），下方的突起称**髂后下棘**（posterior inferior iliac spine），髂嵴全长易在皮下触及，两髂嵴最高点连线平第4腰椎棘突，这些均是重要的体表标志。髂后下棘下方有深陷的**坐骨大切迹**（greater sciatic notch）。髂骨翼内侧面光滑而凹陷，称**髂窝**（iliac fossa），髂窝的下界有钝圆骨嵴，称**弓状线**（arcuate line），后部骨面有耳形的粗糙面称**耳状面**（auricular surface），与骶骨耳状面相关节。耳状面后上方有一粗糙骨面，称**髂粗隆**（iliac tuberosity）。骨翼外面称臀面，为臀肌附着点。

（二）坐骨

坐骨（ischium）（图2-25）位于髋骨的后下部，分为坐骨体和坐骨支2部分。坐骨体形成髋臼的后下部，后缘有一尖锐形突起，称**坐骨棘**（ischial spine）。棘的下方有**坐骨小切迹**（lesser sciatic notch），坐骨棘与髂后下棘之间为坐骨大切迹。坐骨体下后部向前、上、内延伸为较细的坐骨支，其末端与耻骨支结合。坐骨体后下方的粗糙隆起，称**坐骨结节**（ischial tubercle），坐位时将承受体重，是坐骨最底部，可在体表扪及。

（三）耻骨

耻骨（pubis）（图 2-25）构成髋骨前下部，分为耻骨体、耻骨上支和耻骨下支 3 部分。耻骨体构成髋臼的前下部。耻骨体向前内伸出耻骨上支，其末端急转向下，形成耻骨下支。耻骨上、下支移行处的上缘有一突起，称**耻骨结节**（pubic tubercle），是重要的体表标志。内侧面的长圆形粗糙面，称**耻骨联合面**（symphysial surface）。

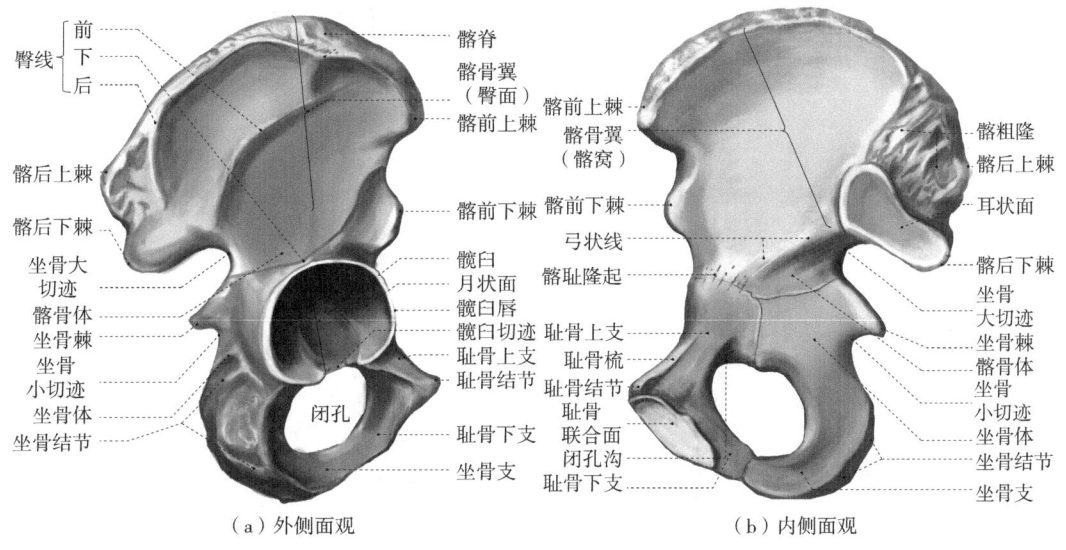

图 2-25　髋骨

二、自由下肢骨

自由下肢骨由股骨、髌骨、胫骨、腓骨及足骨构成。

（一）股骨

股骨（femur）（图 2-26）是人体中最长的长骨，其长度约占身高的 1/4，分一体两端。

股骨上端有一朝向内上方突起的球形的**股骨头**（femoral head），与髋臼相关节。头中央稍下方有一小凹，称**股骨头凹**（fovea of femoral head），头下方外侧狭细部分，称**股骨颈**（neck of femur）。股骨颈与股骨体连结处有两个突起，外上方的大隆起，称**大转子**（greater trochanter），内下方的小隆起，称**小转子**（lesser trochanter）。大、小转子之间，前面有**转子间线**（intertrochanteric line），后面有**转子间嵴**（intertrochanteric crest）。大转子可在体表扪及，是重要的体表标志。股骨颈与股骨体之间形成约130°钝角，称为颈干角。

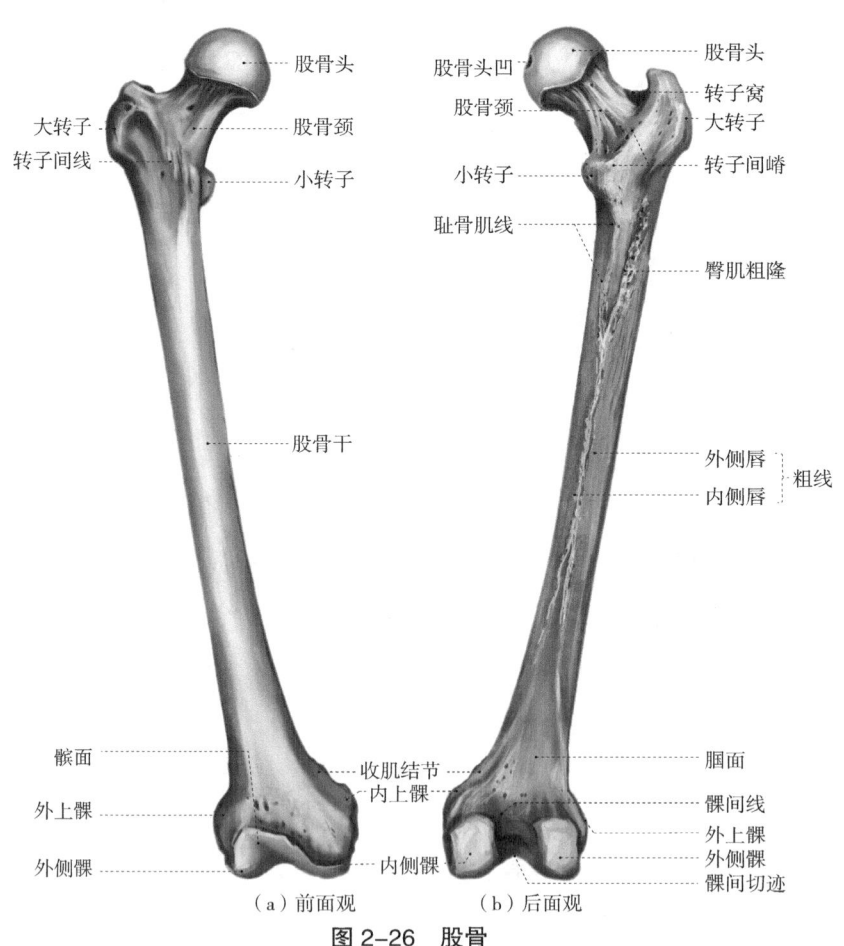

图 2-26　股骨

股骨体近似圆柱形，略向前凸。前面光滑，后面有一纵嵴，称**粗线**（linea aspera）。粗线分叉形成内侧唇和外侧唇，其向上外延续于粗糙的**臀肌粗隆**（gluteal tuberosity），向下延续至股骨下端时，两线间的骨面为腘面。

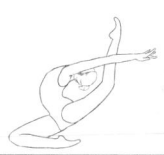

股骨下端内、外膨大并向后突出，分别称**内侧髁**（medial condyle）和**外侧髁**（lateral condyle）。两髁上有光滑的关节面，参与膝关节的组成。内、外侧髁的前方关节面彼此相连，形成**髌面**（patellar surface），参与膝关节的组成。后部两髁之间的深窝为**髁间窝**（inter condylar fossa），两髁侧面最突起处，分别称**内上髁**（medial epicondyle）和**外上髁**（lateral epicondyle）。

（二）髌骨

髌骨（patella）（图 2-27）位于股四头肌肌腱内，是人体最大的籽骨，髌骨上宽下尖，前后扁，前面粗糙，后面为光滑的关节面，与股骨髌面相关节。髌骨是构成膝关节的骨之一，它的存在可加大股四头肌的力臂，为伸膝动作创造良好的力学条件（图 2-28）。髌骨可在体表扪及。由于髌骨位置表浅，可因外力直接打击而发生粉碎性骨折，也可由于间接暴力而引起横向骨折。

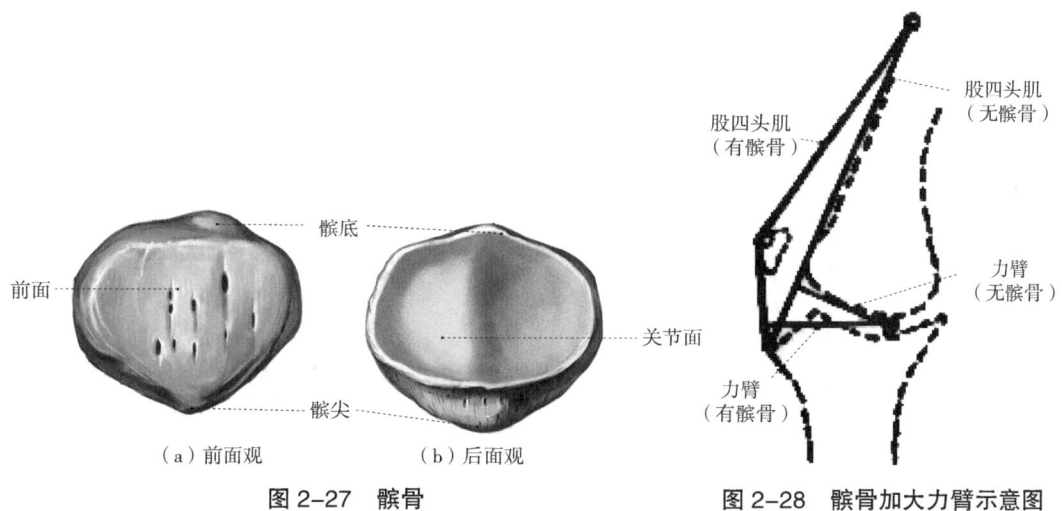

图 2-27　髌骨　　　　　　　图 2-28　髌骨加大力臂示意图

（三）胫骨

胫骨（tibia）（图 2-29）位于小腿内侧，为粗大的长骨，分一体两端，是小腿的主要负重骨。上端膨大，向内、外两侧突出，分别称内侧髁和外侧髁。两髁上面各有光滑的关节面，与股骨内、外侧髁相关节。内、外侧髁关节面之间的粗糙小隆起称**髁**

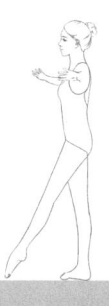

间隆起（intercondylar eminence），在外侧髁后下方有一关节面，称腓关节面，与腓骨头相关节。上端前面的粗糙隆起称**胫骨粗隆**（tibial tuberosity），为髌韧带附着处。胫骨体呈三棱柱状，其外侧缘粗糙，形成较锐的骨间缘；其内侧缘平坦，下1/3近似圆柱形。两段交接处较细，胫骨骨折常发生在此处。下端膨大，内侧向下有一突起，称**内踝**（medial malleolus），内踝外侧的关节面称内踝关节面，与距骨相关节；外侧有一三角形切迹，称腓切迹。下端下面有一关节面，称下关节面，与距骨相关节。内、外踝皆可在体表扪及。

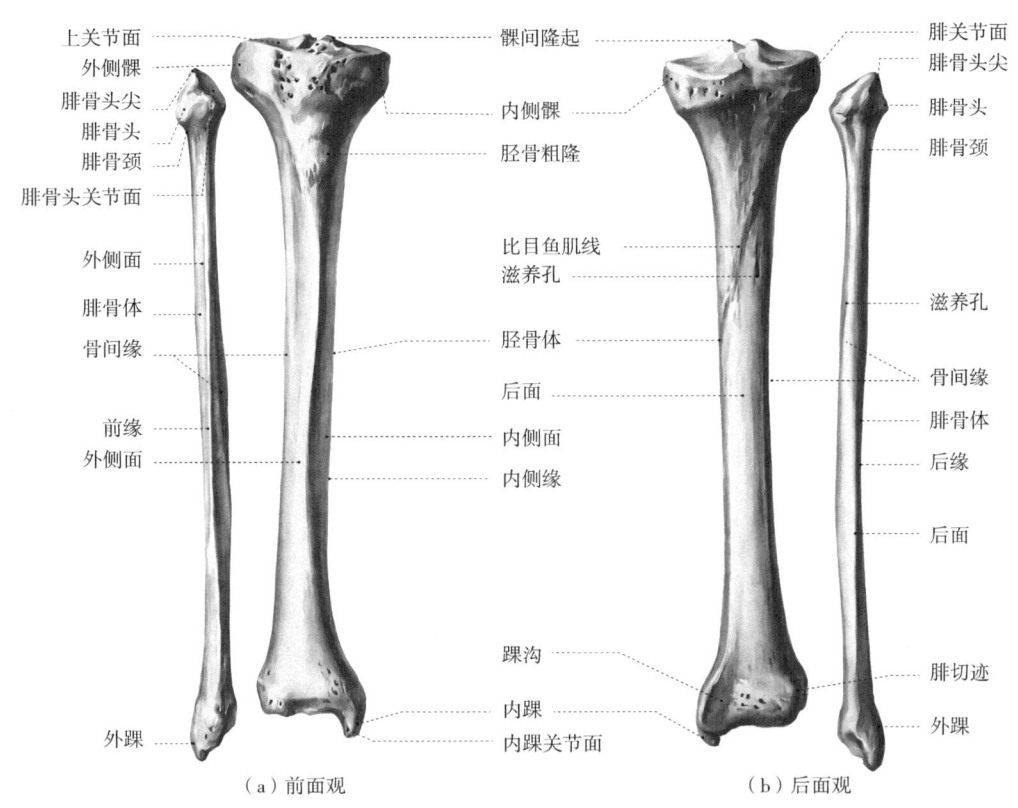

（a）前面观　　　　　　　　　　（b）后面观

图 2-29　胫骨和腓骨

（四）腓骨

腓骨（fibula）（图 2-29）位于小腿外侧，细长，分一体两端，上端稍膨大称**腓骨头**（fibular head），有腓骨头关节面与胫骨相关节。头下方缩窄称**腓骨颈**（neck of fibula）。腓骨体呈三棱柱状，内侧缘锐利，称骨间缘。下端呈三角形膨大称外踝（lateral malleolus），其内侧面有一关节面称外踝关节面，与距骨相关节。腓骨不与股骨相关节，有辅助负重功能，能够扩大肌肉的附着面，加强胫骨的支持作用。

（五）足骨

足骨（图2-30）包括跗骨、跖骨和趾骨。

1. 跗骨

跗骨（tarsal bones）共7块，属短骨，分前、中、后3列，构成足的后部，不仅负量而且传递压力。后列包括前上方的**距骨**（talus）和后下方的**跟骨**（calcaneus）。中列为**足舟骨**（navicular bone），位于距骨前面，其内下方的隆起，称**舟骨粗隆**（tuberosity of navicular bone），是测量内侧纵弓高度的骨性标志。前列从内侧向外侧依次为**内侧楔骨**（medial cuneiform bone）、**中间楔骨**（intermediate cuneiform bone）、**外侧楔骨**（lateral cuneiform bone）及跟骨前方的**骰骨**（cuboid bone）。跗骨几乎占据全足的一半，与下肢支持负重功能相适应，距骨上面有前宽后窄的关节面，称**距骨滑车**（trochlea of talus），与内、外踝和胫骨下关节面相关节。距骨的下方与跟骨相关节。跟骨后端隆突，为**跟骨结节**（calcaneal tuberosity）。距骨前接足舟骨。足舟骨前方与3块楔骨相关节。外侧的骰骨与跟骨相连结。

2. 跖骨

跖骨（metatarsall bones）属长骨，其形状和排列与掌骨大体相当。从内侧向外侧依次为第1~5跖骨，每块跖骨从近侧到远侧可分为底、体和头。

3. 趾骨

趾骨（phalanges of toes）共14块，属长骨，由内侧向外侧排列分别是第1~5趾骨。除第1趾为2节外，其他各趾均为3节，每节趾骨均分为趾骨底、体和头。第1趾骨粗壮，其余趾骨细小，但比指骨粗壮，构成足的前部。

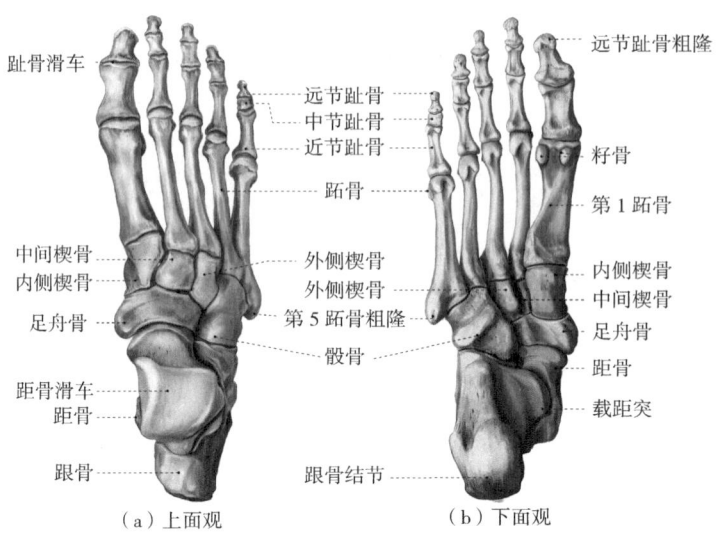

图 2-30　足骨

第三章 骨连结

> **导语**
> 骨与骨之间借结缔组织、软骨或骨组织相连，形成骨连结。骨借助骨连结构成人体的支架，即骨骼。全身骨连结可分为中轴骨连结和附肢骨连结，其中中轴骨连结包括颅骨的连结和躯干骨的连结，其以直接连结居多，参与构成颅腔、脊柱和胸廓，主要起保护脏器和支持等作用；而附肢骨连结包括上肢骨连结和下肢骨连结，其以间接连结（即关节）居多，主要为人体骨杠杆提供支点，以实现肢体的各种复杂运动。尽管不同部位的骨连结在形态、结构与功能方面存在差异，但是全身的骨连结有着共同的结构与功能特征。

第一节 骨连结概述

【学习重点】

1. 关节的主要结构与辅助结构。
2. 关节的分类与运动形式。
3. 关节运动幅度及其影响因素。

骨与骨之间可以借助纤维结缔组织、软骨或骨组织相连结。骨连结分为2类：直接连结（纤维连结、软骨连结、骨结合）和间接连结（关节）。关节具有显著的形态结构特征：在形成关节的骨端覆盖着关节软骨；关节腔内含滑液，可减少摩擦；关节辅助结构或副韧带能加固关节；滑膜囊能起缓冲作用；肌腱外包裹的腱鞘可减少摩擦并保护肌腱；关节盘存在于一些关节（如膝关节等）中，有缓冲作用。

一、骨连结的分类

骨与骨之间借纤维结缔组织、软骨组织和骨组织相连结，称骨连结。按骨连结形式的不同可分为直接连结和间接连结 2 种（图 3-1）。

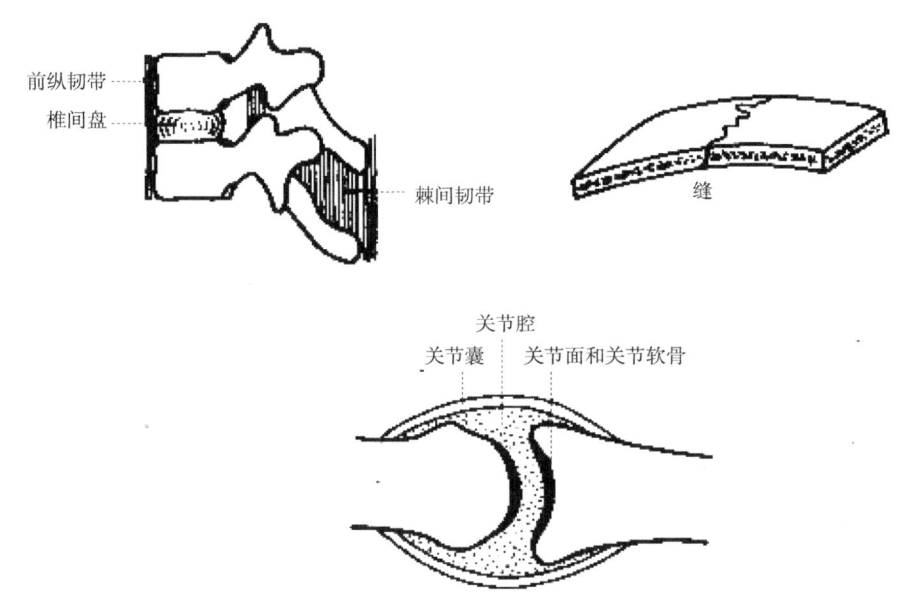

图 3-1 骨连结的分类

（一）直接连结

直接连结是指骨与骨之间借纤维结缔组织、软骨组织或骨组织直接相连，其连结之间无间隙，运动范围极小或完全不能活动。根据连结组织不同，这种连结可分为纤维连结、软骨连结和骨性结合 3 类。

1. 纤维连结

纤维连结（fibrous joint）指骨与骨之间借纤维结缔组织相连，其间无间隙，连结比较牢固，一般无活动或仅有少许活动，常有 2 种连结形式。

（1）**韧带连结**（syndesmosis）指连接两骨的纤维结缔组织呈条索状或膜状，如椎骨棘突之间的棘间韧带，前臂骨间膜等。

（2）**缝**（suture）指两骨间借少量纤维结缔组织相连，见于颅骨间，如颅的矢状缝和冠状缝等。如果缝骨化，则成为骨性结合。

2. 软骨连结

软骨连结（cartilaginous joint）指骨与骨间借软骨组织相连，可分为暂时性软骨连结与永久性软骨连结2种。暂时性软骨连结仅存在于儿童少年时期，随着年龄的增长，此种软骨可骨化成骨性结合，如髋骨的髂骨、耻骨和坐骨之间的连结都属于此类。永久性软骨连结终生保持软骨状态，如椎体间的椎间盘，以及肋骨与胸骨间的肋软骨连结。

3. 骨性结合

骨性结合（synostosis）指骨与骨间借骨组织相连，一般由缝及暂时性软骨连结演变而成，如骶椎、尾椎之间的愈合及颅骨缝的结缔组织骨化形成的骨性结合。

（二）间接连结

间接连结又称为**关节**（articulation joint）或**滑膜关节**（synovial joint），是骨连结的最高分化形式，骨与骨的相对面间无直接连结，相对骨面互相分离，其间有充以滑液的腔隙，其周围借结缔组织相连结，因而通常具有较大的活动性。

二、关节的构造

关节的构造包括主要结构（图3-2）和辅助结构。

（一）关节的主要结构

1. 关节面

关节面（articular surface）及关节面软骨（articular

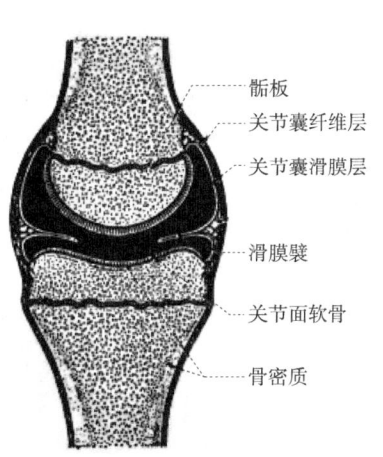

图3-2 关节构造模式图

- 骺板
- 关节囊纤维层
- 关节囊滑膜层
- 滑膜襞
- 关节面软骨
- 骨密质

cartilage）是参与组成关节的各相关骨的接触面。每一关节至少包括 2 个关节面，一般为一凸一凹，凸者称为关节头，凹者称为关节窝。关节面上覆有关节软骨即关节面软骨。关节面软骨多数由透明软骨构成，表面光滑，深部与关节面紧密相连，关节面软骨厚度为 2～7mm，其厚薄因不同的关节和不同的年龄而异，即使在同一关节中，不同部位的厚薄亦不相同，使之与对应的关节面更加相适应。关节面软骨具有弹性，能承受和缓冲压力，减轻运动时的冲击和震荡。关节面软骨表面光滑，覆以少量滑液，可减小摩擦，有利于活动。关节面软骨内无血管、神经和淋巴管，其营养由滑液和关节囊滑膜层的血管供应。

2. 关节囊

关节囊（articular capsule）是由纤维结缔组织构成的囊，附于关节面周围的骨面并与骨膜融合，密闭关节腔。关节囊的松紧和薄厚因关节的不同而异，活动较大的关节，关节囊较薄而松弛；反之，活动较小的关节，关节囊较厚而紧张。

关节囊可分为内、外 2 层。外层为**纤维层**（fibrous layer），由致密结缔组织构成，富有血管、淋巴管和神经。在某些部位，纤维层增厚形成韧带，可增强骨与骨之间的连结，可限制关节的过度运动。纤维层的薄厚和韧带强弱与关节的运动幅度和负重大小有关。如下肢关节负重较大，其关节囊的纤维层厚而紧张，上肢关节负重较小，则纤维层薄而松弛。

内层为**滑膜层**（synovial layer），由平滑光亮、薄而柔润的疏松结缔组织膜构成，衬贴于纤维层的内面，其边缘附着于关节面软骨周缘，包被着关节内除关节面软骨、关节唇和关节盘以外的所有结构。滑膜层内表面常有微小突起和皱襞，分别为滑膜绒毛和滑膜襞。滑膜富含血管、淋巴管和神经，能产生滑液，并为关节面软骨提供营养。滑液不但为关节提供了液态稳定环境，而且保持了一定酸碱度，保证关节面软骨的新陈代谢，并增加滑润、减少摩擦，降低软骨的蚀损，促进关节的运动效能。

3. 关节腔

关节腔（articular cavity）是由关节面软骨和关节囊滑膜层共同围成的密闭腔隙，

腔内有少量滑液，关节腔内呈负压，对维持关节的稳定性有一定的作用。

（二）关节的辅助结构

关节除具备上述主要结构外，某些关节为适应特殊功能的需要而分化出一些辅助结构以增加关节的灵活性或稳固性。

1. 韧带

韧带（ligament）是连于相邻两骨之间的致密纤维结缔组织束，可加强关节的稳固性。位于关节囊外的韧带称囊外韧带，有的囊外韧带局部增厚，如髋关节的髂股韧带；有的独立于关节囊，不与关节囊相连，如膝关节的腓侧副韧带、胫侧副韧带等；位于关节囊内的韧带称囊内韧带，被滑膜囊包裹，如膝关节的十字交叉韧带。韧带和关节囊有丰富的感觉神经分布，故关节、韧带等组织出现损伤时痛感较为强烈。

2. 关节内软骨

关节内软骨是存在于关节腔内的纤维软骨，有关节盘、半月板 2 种，**关节盘**（articular disc）是位于两关节面之间的纤维软骨板，其周缘附着于关节囊内面，多呈圆形，中央稍薄，周缘略厚，将关节腔分为 2 部分，2 个腔可产生不同的运动，从而增加运动的形式和范围。膝关节内的关节盘呈半月形，称为半月板。关节盘使两关节面更贴合，可减少震荡，增加关节的稳定性。

3. 关节唇

关节唇（articular labrum）是附于关节窝周缘的纤维软骨环，起到加深关节窝、增大关节面及增加关节稳固性的作用。

4. 滑膜襞

滑膜襞（synovial fold）和**滑膜囊**（synovial bursa）。有些关节的滑膜面积大于纤维层面积，以致滑膜重叠卷折，并突向关节腔而形成滑膜皱襞，有的其内含有脂肪和血管，形成滑膜脂垫。在关节运动时，关节腔的形态、容积、压力发生改变，滑膜垫可起调节或充填作用，同时也能扩大滑膜的面积，有利于滑液的分泌和吸收。有些关节的滑膜从纤维层缺如或薄弱膨出，充填于肌腱与骨面之间，形成滑膜囊，可减少肌肉活动时与骨面之间的摩擦。

三、关节的运动

关节的运动（图3-3）通常是人体的某一环节（躯体的任何一部分）在某一平面内围绕某一运动轴进行的运动。关节面的形态结构决定运动轴的多少和方向，进而决定关节的运动形式和范围。其运动形式基本上可依照关节的3轴分为3组拮抗运动。

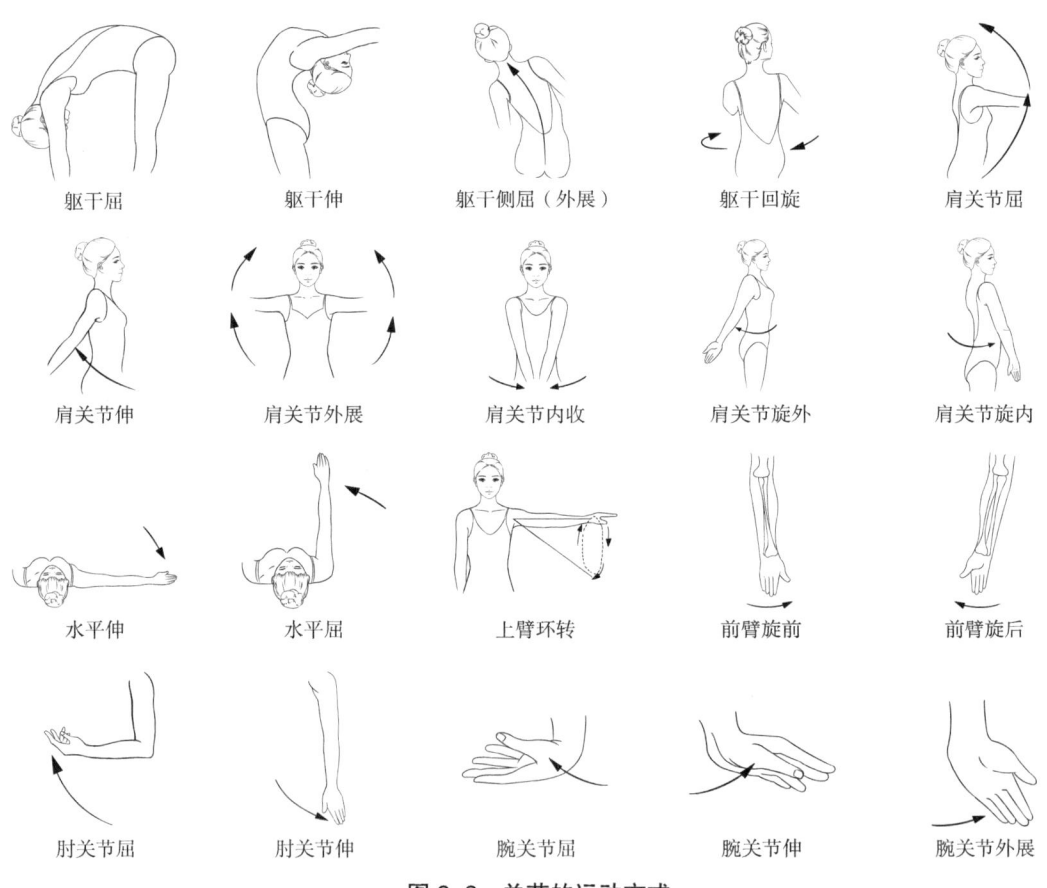

图3-3　关节的运动方式

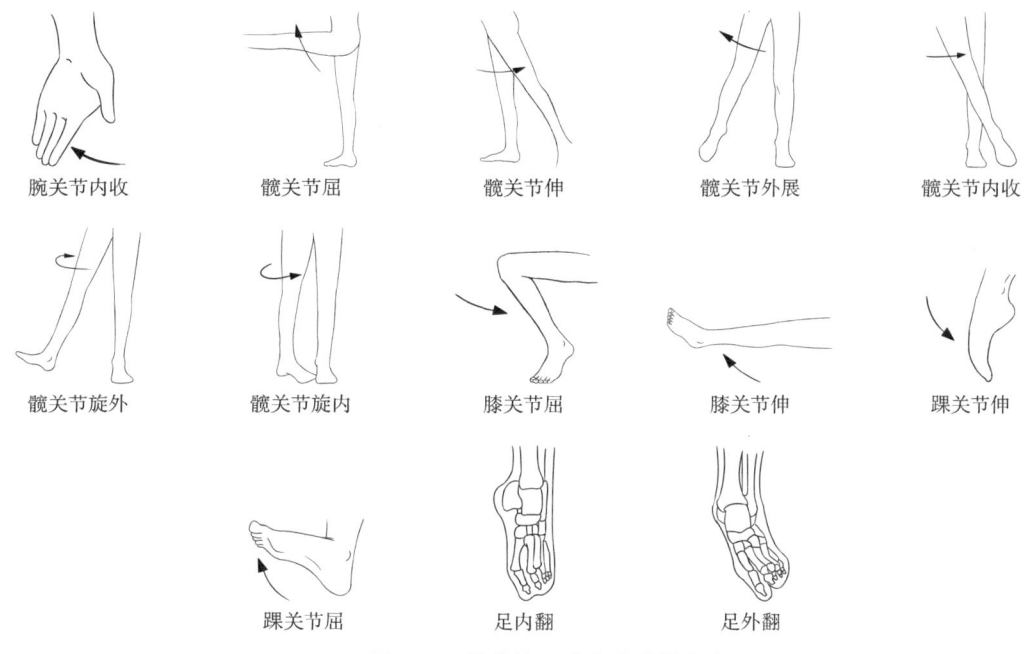

图3-3 关节的运动方式（续图）

（一）屈和伸

屈和伸（flexion and extension）运动环节在矢状面内，绕冠状轴运动。两环节之间在腹侧角度变小的运动称为屈；反之，角度增大的运动称为伸。膝关节及其以下的关节则相反，小腿向后贴近大腿的运动称为膝关节的屈；反之称为伸。足部屈伸反映了胚胎早期后肢芽的旋转，足尖上抬，足背向小腿前面靠拢为踝关节的伸，亦称为**背屈**（dorsi flexion），足尖下垂为踝关节的屈，亦称为**跖屈**（plantar flexion）。

（二）内收和外展

内收和外展（adduction and abduction）运动环节在冠状面内，绕矢状轴运动。运动时环节向正中矢状面靠拢称为内收；反之，环节远离正中矢状面称为外展。对于手指和足趾的收展，人为规定以手部的中指和足部的第二趾为中轴的靠拢或散开的运动。

（三）回旋（旋转）

回旋（旋转）（rotation）运动环节在水平面内绕其本身的垂直轴旋转，由前向内的旋转称为**旋内**（medial rotation）或**旋前**（pronation），由前向外的旋转称为**旋外**（lateral rotation）或**旋后**（supination）。

（四）环转

环转（circumduction）是运动环节绕冠状轴、矢状轴、垂直轴和它们之间的中间轴做连续运动，环转运动实际上是屈、展、伸、收依次结合的连续动作。运动环节的近端在原位活动，运动环节的远端做圆周运动，运动环节描绘出圆锥形的轨迹。

（五）水平屈伸

水平屈伸（horizontal flexion and extension）是上肢在肩关节或大腿在髋关节外展90°，绕垂直轴在水平面内向前运动为水平屈，向后运动为水平伸。

四、关节的分类

关节可按关节运动轴的数目和关节面的形态、构成关节骨的数目和关节的运动方式进行分类（图3-4）。

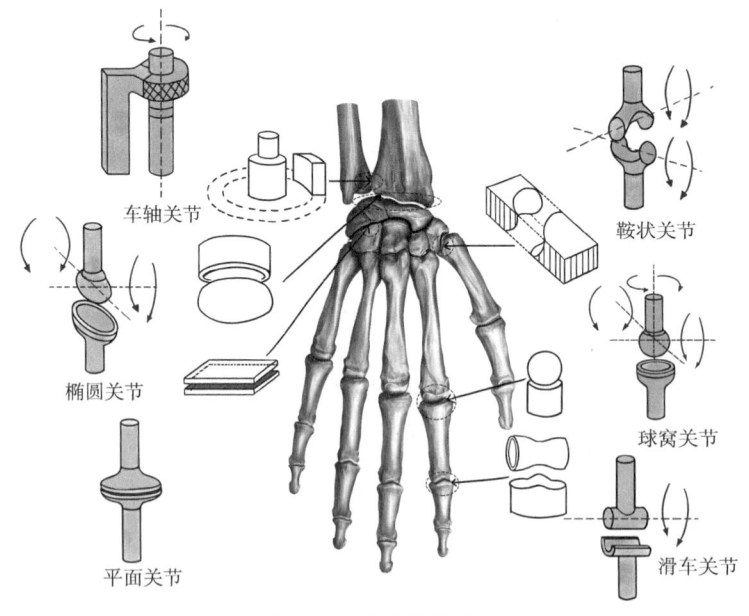

图 3-4　关节的分类

（一）按关节运动轴的数目和关节面的形态分类

1. 单轴关节

关节只能绕 1 个运动轴做一组运动。包括 2 种形式。

（1）**滑车关节**（hinge joint）又名屈戌关节，一骨的关节头呈滑车状，另一骨为相应的关节窝。通常只能绕冠状轴做屈伸运动，如指骨间关节。

（2）**车轴关节**（trochoid joint or pivot joint）由圆柱状的关节头与凹面状的关节窝构成，关节窝常由骨和韧带连成环组成。可绕垂直轴做旋转运动，如桡尺近侧与远侧关节等。

2. 双轴关节

关节能绕 2 个运动轴进行 2 组运动，也可进行环转运动。包括 2 种形式。

（1）**椭圆关节**（ellipsoidal joint）的关节头呈椭圆形凸面，关节窝呈相应椭圆形凹面。该类型关节既可沿冠状轴作屈伸运动，也可沿矢状轴做外展与内收运动，此外，还可做环转运动，如桡腕关节。

（2）**鞍状关节**（sellar joint or saddle joint）两骨的关节面均呈鞍状，互为关节头和关节窝。鞍状关节有 2 个运动轴，可沿两轴做屈、伸、收、展和环转运动，如拇指腕掌关节。

3. 多轴关节

关节具有 2 个以上的运动轴，可做多方向的运动。通常也有 2 种形式。

（1）**球窝关节**（ball-and-socket joint）的关节头较大，呈球状，关节窝浅而小，与关节头的接触面积不到 1/3，如肩关节，可做屈、伸、收、展、旋内、旋外和环转运动，也有的关节窝特别深，包绕关节头的大部分，虽然也属于球窝关节，但运动范围受到一定限制，也称为杵臼关节，如髋关节。

（2）**平面关节**（plane joint）两骨的关节面均较平坦而光滑，但仍有一定的弯曲或弧度，也可列入多轴关节，可做多轴性的滑动或转动，如腕骨间关节和附跖关节等。

（二）按构成关节骨的数目分类

1. 单关节

由2块骨组成的关节，即1个关节头和1个关节窝，如肩关节和髋关节。

2. 复关节

由两块以上的骨构成，被1个关节囊所包裹，其中每块骨都能独立活动的称为复关节，如肘关节和膝关节。

（三）按关节的运动方式分类

1. 单动关节

指能单独进行活动的关节，如肩关节。

2. 联合关节

指2个或2个以上结构独立的关节，在运动时需绕共同运动轴进行活动。如桡尺近侧关节和桡尺远侧关节在结构上是独立的，活动时必须共同运动，才能使前臂做旋前和旋后动作。

五、关节的运动度及其影响因素

关节运动幅度（range of motion for joint）是指动作从开始到结束时，某一关节处相邻两环节之间运动范围的极限角度。

关节运动幅度与关节灵活性和稳固性有关，它受以下因素的影响。

（1）构成关节的两关节面面积大小的差别：面积差大的，灵活性大，稳固性小；面积差小的，灵活性小，稳固性大。

（2）关节囊的厚薄及松紧度：关节囊厚而紧张的，灵活性小，坚固性大；关节囊薄弱而松弛的，灵活性大，坚固性小。

（3）关节韧带的多少与强弱：韧带多而强的，稳固性大，灵活性小；韧带少而弱的，稳固性小，灵活性大。

（4）关节周围肌肉的状况：关节周围肌肉力量强，伸展性及弹性差的，稳固性大，灵活性小；关节周围肌肉弱，伸展性及弹性好，稳固性小，灵活性大。

（5）关节周围的骨突起：关节周围的骨突起常阻碍环节运动，影响关节的运动幅度。

另外，关节运动幅度大小还与年龄、性别、运动等有关。一般来讲，年龄越小，关节运动幅度越小，年龄越大，关节运动幅度越大；女性比男性的关节运动幅度大；运动既可使关节的灵活性提高，也可使关节的稳固性得到增强；舞蹈训练中的柔韧性练习会增加关节运动幅度，提高关节的灵活性，因此专业舞者的关节运动幅度较大。

六、舞蹈对关节形态结构的影响

长期、系统、科学的舞蹈锻炼会对骨连结产生积极影响，主要表现在骨关节面骨密质增厚，可承受更大的负荷；舞蹈的柔韧性练习会增加关节囊周围肌腱、韧带和肌肉的伸展性，使关节运动幅度增大，不同舞种对发展各部分关节的柔韧性侧重有所不同，如芭蕾舞训练可以提高髋关节的外旋和踝关节的关节活动幅度，古典舞训练则对肩关节和胸椎的关节活动幅度作用更为明显；舞者在进行柔韧性练习时应该配合一定的力量性练习，使力量与柔韧素质同时得到相应的发展，力量素质的发展可以提高舞者关节的稳定性，不仅有助于舞蹈动作的完成，对预防损伤也有重要意义。

错误的舞蹈技术动作可能会导致关节损伤，如肩关节脱臼、膝关节半月板损伤、踝关节扭伤等；舞蹈中经常性的跳跃、转动等强度较大的动作，以及过大的关节受力，会导致关节损伤并引发疼痛；时间过长的舞蹈训练会导致舞者由于局部关节过度使用，而出现关节软骨磨损、滑囊积液等损伤，从而影响关节的健康。

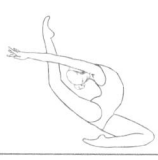

第二节 躯干骨连结

【学习重点】

1. 脊柱的组成及结构特点。
2. 胸廓的组成及结构特点。

躯干骨的连结包括椎骨间连结形成的**脊柱**（vertebral column）和由 12 块胸椎、12 对肋及 1 块胸骨等连结构成的胸廓。

一、脊柱

（一）椎骨间的连结

一般椎骨之间通过韧带、软骨和关节相连，可分为椎体间连结和椎弓间连结。

1. 椎体间连结

相邻椎体之间通过椎间盘、前纵韧带和后纵韧带相连结。

椎间盘（intervertebral disc）（图 3-5）是连结相邻 2 个椎体的纤维软骨盘。正常人的椎间盘有 23 个。椎间盘由 2 部分构成，中央部为**髓核**（nucleus pulposus），由柔软而富有弹性的黏液状胶体物质构成，是胚胎时脊索的残留物。周围部为**纤维环**（anulus fibrosus），由多层纤维软骨环按同心圆排列组成，坚韧、牢固连结相邻 2 个椎体，保护髓核并限制髓核向周围膨出。

椎间盘似"弹性垫"，坚韧、抗压、富有弹性，具有承重、传递力、缓冲振荡的作用，并与椎骨共同形成生理弯曲，还具有增加脊柱运动幅度等功能。

椎间盘在脊柱上分颈、胸、腰 3 段，各段厚薄不一，前后缘厚薄也不等。颈、腰段前缘厚、后缘薄，形成脊柱前突；胸段后缘厚、前缘薄，形成脊柱后突。骶骨与腰椎的连结，又称腰骶关节，其他骶椎椎体之间没有椎间盘，自然形成后突。

椎间盘叠加在一起的总厚度，相当于脊柱全长的 1/4。中胸段最薄，颈段次之，

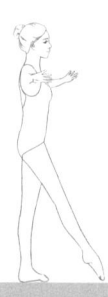

腰段最厚。腰段椎间盘与椎体高度之间的比例为1：3。椎间盘以扁化作用来实现对脊柱的运动，以增大脊柱的运动幅度。当纤维环破裂时，髓核容易向后外侧脱出，突入椎管或椎间孔，压迫相邻的脊髓或神经根，引起牵涉性疼痛，临床上称为椎间盘突出症。

决定脊柱运动幅度的因素中除了椎间盘厚薄因素外，还有引起关节运动的自身重量、脊柱的连结方式、关节面方向、形状和肌肉发达程度等。虽然颈段椎间盘没有腰段厚，但颈段活动度最大、灵活性也最高。因此，脊柱各段活动范围是颈段最大、腰段次之、胸段最小。

前纵韧带（anterior longitudinal ligament）（图3-5）位于椎体前面，宽厚而坚韧，纵贯脊柱全长，上起枕骨大孔前缘，下止第1或第2骶椎体前壁，其纵行纤维与椎体和椎间盘牢固连结，有防止脊柱过度后伸和椎间盘向前脱出的作用。

后纵韧带（posterior longitudinal ligament）（图3-5）位于椎管前壁、椎体后面，细而坚韧，上起自枢椎并与覆盖枢椎体的被膜相续，下止骶中管前壁，其纤维与椎体上、下缘和椎间盘紧密连结，而与椎体结合较为疏松，有限制脊柱过度前屈和椎间盘向后脱出的作用。

2. 椎弓间的连结

椎弓间的连结包括椎弓板之间和各突起之间的连结。

黄韧带（ligamenta flava）（图3-5b）又名弓间韧带，位于椎管内，为连结相邻两椎弓板间的韧带，由黄色的弹力纤维构成，坚韧而富有弹性，既封闭了椎弓间隙，又协助围成椎管。有限制脊柱过度前屈并维持脊柱于直立位的作用。

棘间韧带（interspinal ligament）（图3-5b）位于相邻各棘突之间，前接黄韧带，向后移行为棘上韧带和项韧带。

棘上韧带（supraspinal ligament）（图3-5）是连结胸、腰、骶椎各棘突尖之间的纵行韧带，其前方与棘间韧带相融合，有限制脊柱前屈的作用。从枕骨的枕外隆凸等处至第7颈椎棘突尖的棘上韧带，弹性膜层扩展成三角形板状结构，这段棘上韧带又称为**项韧带**（ligamentum nuchae）（图3-5d），具有限制颈椎段过度前屈的作用。

横突间韧带（intertransverse ligament）是连结相邻椎骨横突之间的韧带。

关节突关节（zygapophysial joint）（图 3-5c）由相邻椎骨的上、下关节突构成，关节面有透明软骨覆盖，关节囊附于关节面周缘，属于平面关节，只能轻微滑动，虽然各椎骨之间活动幅度不大，但所有关节突关节同时参与活动可产生较大的运动幅度。两侧的关节突关节属联合关节。

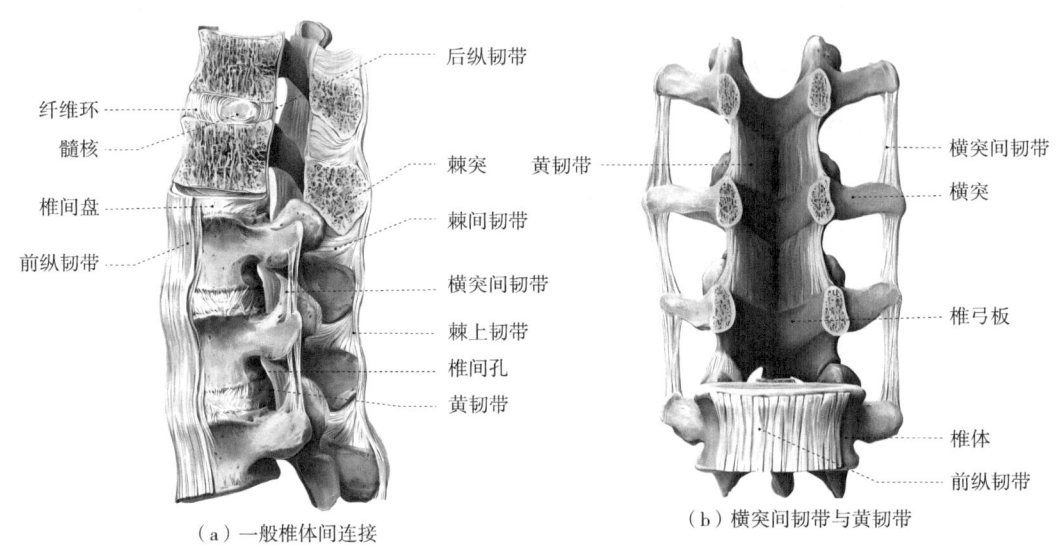

图 3-5　椎骨间连结

3. 寰椎与枕骨及枢椎的关节

寰枕关节（atlantooccipital joint）（图 3-6a）由枕骨上 2 个枕髁和寰椎上 2 侧块的上关节凹构成，属于椭圆形关节。左右寰枕关节在结构上独立，在功能上属于联合关节；绕冠状轴使头做屈、伸（即低头、抬头）运动；绕矢状轴使头侧倾（即头偏向左、右侧）运动。

寰枢关节（atlantoaxial joint）（图 3-6b）由 3 个独立的关节构成，包括 2 个**寰枢外侧关节**（lateral atlantoaxial joint）和 1 个**寰枢正中关节**（median atlantoaxial joint）。寰枢外侧关节由寰椎侧块的下关节面与枢椎上关节面构成，关节囊的后部及内侧均有韧带加强。寰枢正中关节由寰椎前弓上的齿凹与枢椎前方的齿凸构成，属车轴关节。寰枢关节绕齿突垂直轴转动，使头连同寰椎进行旋转（即头部旋左、旋右）运动。因此，寰枕和寰枢关节的联合运动能使头做俯（低头）、仰（抬头）、侧屈、旋转和环转运动。

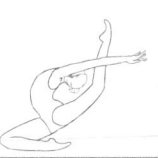

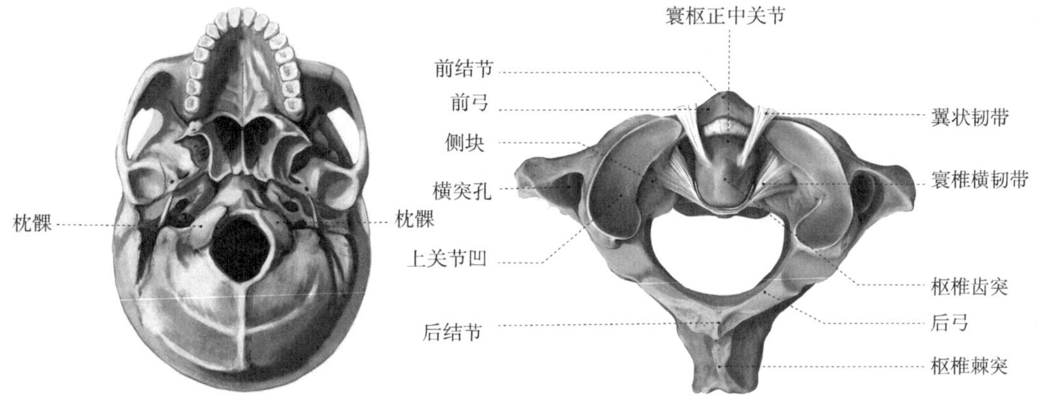

（a）寰枕关节

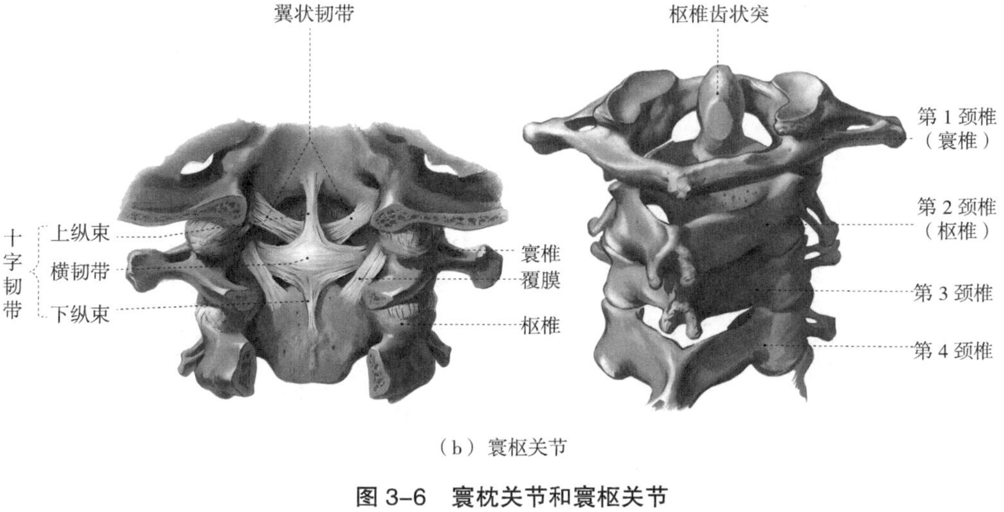

（b）寰枢关节

图 3-6　寰枕关节和寰枢关节

4.腰骶连结及骶尾连结

腰骶连结，即第 5 椎体与第 1 骶椎体之间的椎间盘构成连结。连结方式与椎骨间的连结方式基本相同。

骶尾连结，位于骶椎与尾椎之间，若未骨化则借纤维软骨盘和透明软骨的残余形成骶尾连结。

（二）脊柱的整体观及其运动

1.脊柱的整体观

脊柱（图 3-7）由 24 块独立的椎骨、1 块骶骨、1 块尾骨，以及连结它们的 23 个椎间盘、关节和韧带连结构成其中央有椎孔连成的椎管，内容纳脊髓。脊柱整体长度可因性别有所不同，成年男性脊柱长约 70 厘米，女性略短，约 65 厘米，其长度可因

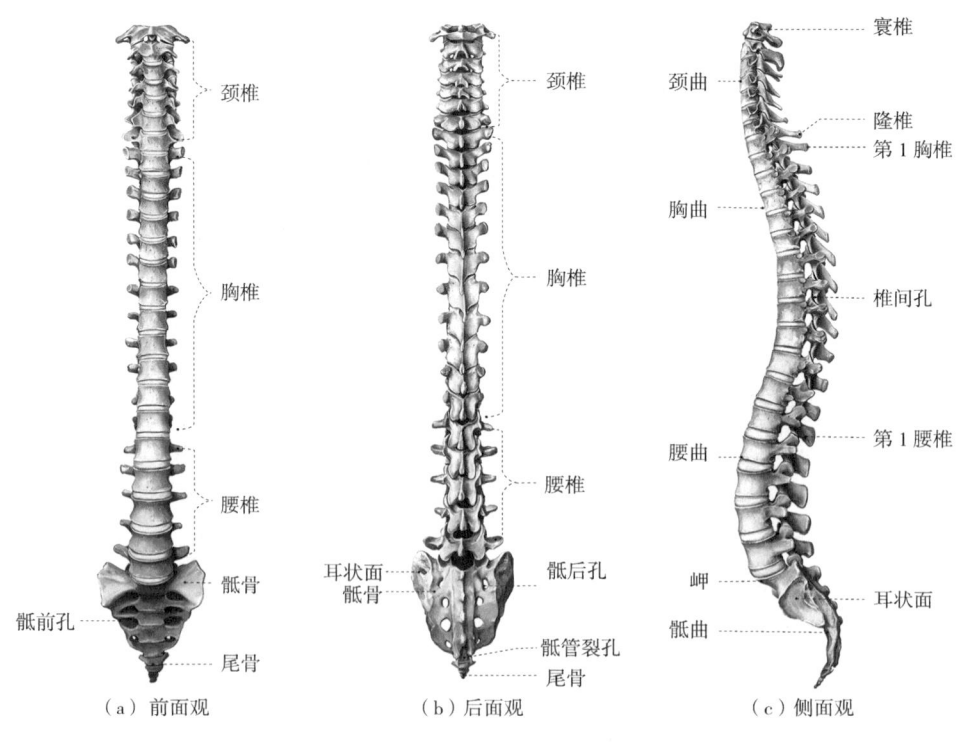

图 3-7　脊柱整体观

姿势不同而略有差异，静卧比站立时可长出2～3厘米，不同姿势造成生理弯曲凸度有所不同，如双腿对称和单腿支撑、坐姿与卧姿对身体的支撑均有不同。老年时可因退行性变化，椎间盘弹性变差、骨质疏松、椎体加宽、高度降低，以及胸、颈段凸度增加，导致老年脊柱的长度减小。

脊柱前面观 正常人自第2颈椎到第2骶椎，椎体的大小、宽度自上而下随负载的增加逐渐加大，到骶骨耳状面以下又突然变小、变窄，这是因为重力经骶骨传至两侧髋骨，椎体已无承重意义。因此，骶骨的形态与其功能是相适应的。从前面观察脊柱，正常人的脊柱有轻度侧屈，惯用右手的人，脊柱上部略凸向右侧，下部则代偿性地凸向左侧。少儿因不良的习惯性站姿、坐姿，引起脊柱轻度侧弯，若侧弯过大，会形成脊柱畸形。脊柱畸形不严重者，可通过身体功能训练或者针对性的舞蹈治疗处方予以矫正，专业舞者在训练时也要注意身体协调发展，躯干左右侧肌群肌力平衡，预防脊柱侧弯的发生。

脊柱后面观 即从后面观察脊柱，可见所有椎骨棘突连贯，形成纵嵴。位于背部正中线上。颈椎棘突短而分叉，近水平位；胸椎棘突细长，多斜向后下方，呈覆瓦状排列；腰椎棘突呈板状，水平伸向后方；骶椎棘突逐渐退化，直至消失。

脊柱侧面观 即从侧面观察脊柱，成人脊柱有颈、胸、腰、骶4个生理性弯曲。其中**颈曲**（cervical curvature）和**腰曲**（lumbar curvature）凸向前，**胸曲**（thoracic curvature）和**骶曲**（sacral curvature）凸向后。脊柱的生理性弯曲是人类在漫长的进化过程中形成的，这些弯曲增大了脊柱的弹性，对维持人体的重心稳定和减轻震荡有重要意义。胸曲和骶曲在胚胎时已形成，胚胎是在全身屈曲状态下发育的。婴儿出生后3～4个月开始抬头对颈曲的形成产生影响，而腰曲则是在出生后1年左右开始直立行走时才形成（图3-8）。脊柱的每个生理性弯曲都有它的功能意义，颈曲支持头的抬起，腰曲使身体重心垂线后移，以维持身体的前后平衡，保持稳固的直立姿势，而胸曲和骶曲在一定意义上扩大了胸腔和盆腔的容积。

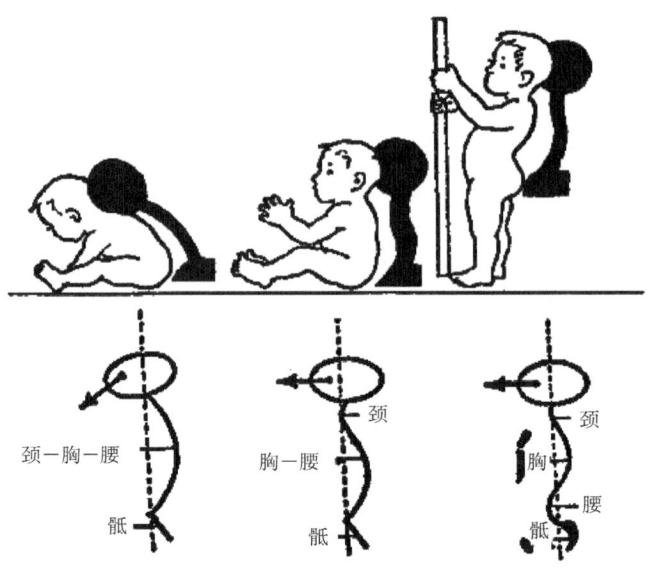

图 3-8 脊柱生理弯曲的形成

2.脊柱的运动

脊柱的运动主要是依靠椎间盘的扁化作用来实现的。相邻两椎骨之间的活动范围是有限的,但整个脊柱的活动范围较大。可做屈、伸、侧屈、回旋、环转运动。脊柱各部的运动形式和范围不同,这主要取决于关节突关节的方位和形状、椎间盘的厚度、韧带的位置及强弱等,同时也与年龄、性别和锻炼程度有关。在颈部,颈椎关节突的关节面略呈水平位,关节松弛,椎间盘较厚,故屈伸和旋转运动的幅度较大。在胸部,胸椎与肋骨相连,椎间盘较薄,关节突的关节面呈冠状位,棘突呈叠瓦状,这些因素都限制了胸椎的运动,故活动范围较小。在腰部,椎间盘最厚,棘突呈板状,前屈运动较为灵活,后伸运动会有限制;关节突的关节面几乎呈矢状位,限制了旋转运动。一般来说,舞者的关节活动幅度比一般人更大。脊柱的运动如表 3-1 所示。

表 3-1 脊柱的运动

关节运动	运动轴	舞蹈动作举例
屈伸	冠状轴	含、仰、下腰

续表

关节运动	运动轴	舞蹈动作举例
左、右侧屈	矢状轴	下旁腰、旁提
左、右回旋	垂直轴	横拧、云间转腰、姿态斜腰
环转	混合轴	大开大合—云手

3. 脊柱的功能

脊柱是构成人体躯干的中轴和支柱，具有支持负重的功能。脊柱起到杠杆的作用。由于椎间盘的扁化作用，增加了脊柱的运动幅度，实现了关节运动的生理功能，最大限度地完成许多复杂的身体运动。脊柱生理弯曲可以增大脊柱的弹性，缓冲和分散了自上而下承载的重力和自下而上对颅内中枢神经的冲击，间接保护了大脑，并能传递力，减轻震荡，维持重心平衡和达到稳定的目的。

脊柱的椎管容纳了脊髓，对保护脊髓有重要作用；脊柱还参与构成胸腔、腹腔、盆腔的后壁，对保护内脏脏器十分重要。

二、胸廓

胸廓（thorax）由12块胸椎、12对肋、1块胸骨和它们之间的连结共同构成。胸廓的主要关节有肋椎关节和胸肋关节。

（一）肋椎关节

肋椎关节（costovertebral joint）（图3-9、图3-10）为肋骨后端与胸椎之间构成的关节，包括肋头关节和肋横突关节。

1. 肋头关节

肋头关节（joint of costal head）（图3-9、图3-10）由肋头关节面与相邻胸椎椎体的上、下肋凹构成，属于微动的平面关节。

2.肋横突关节

肋横突关节（costotransverse joint）（图3-10）由肋结节关节面与相应胸椎的横突肋凹构成，属于微动的球窝关节。

肋头关节和肋横突关节在结构上是独立的，但在功能上是联合的，属于联合关节。

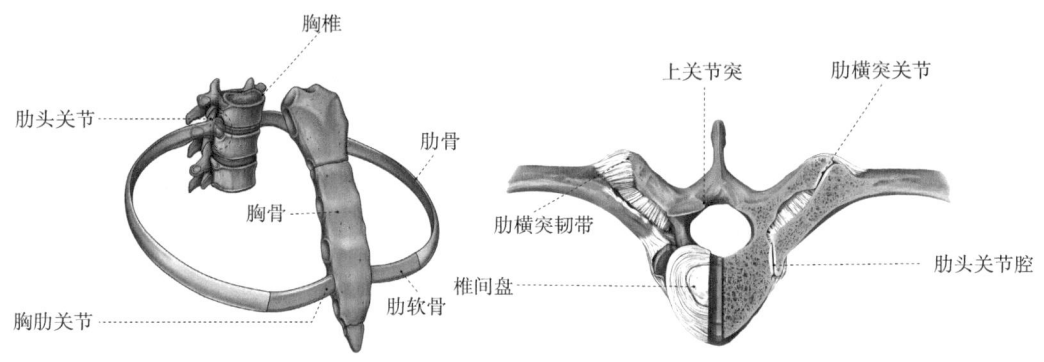

图3-9　肋椎关节与胸肋关节　　　　图3-10　肋头关节与肋横突关节

（二）胸肋关节

胸肋关节（sternocostal joint）（图3-11）胸肋关节是上位第1～7对肋骨借助肋软骨直接与胸骨连结。其中第1对肋软骨与胸骨柄的肋切迹间构成软骨结合；第2～7对肋软骨分别与胸骨的肋切迹构成胸肋关节；第8～10对肋软骨的前端与上一肋软骨相连，在两侧形成肋弓（costal arch）；第11和12对肋骨前端没有软骨，

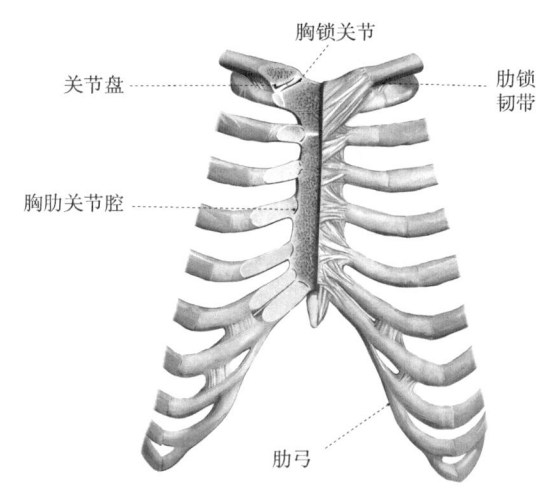

图3-11　胸骨与肋骨的连结

且不和上一肋软骨相连，悬浮于腹后壁的肌肉之中。

（三）胸廓的整体观

成人胸廓（图3-12）近似圆锥状，前后稍扁，上窄下宽，上口小而下口大。上口由第1胸椎、第1肋骨和胸骨柄上缘围成，下口由第12胸椎、第11与12对肋前端、肋弓和胸骨剑突围成，并被膈肌封闭。新生儿的胸廓，横径较小，肋较水平，呈桶状。随年龄的增长，逐渐下降，横径增大。13~15岁时，外形与成人相似，开始出现性别差异，女性胸廓短而圆，胸骨较短，上口更为倾斜，胸廓容积较男性小。老人的胸廓因肋软骨钙化，弹性减小，活动度减小，形态上退行性变化使胸廓较扁、较长，适宜科学舞蹈锻炼可促进胸廓正常发育，并使容积增大，特别是舞蹈训练中的呼吸练习可以有效增强呼吸肌能。佝偻病儿童因缺乏钙盐，导致骨质疏松，易变形，胸骨角的角度变小，前后径增大，形成"鸡胸"。慢性支气管炎、肺气肿和哮喘病患者，特别是老年人，由于长期咳嗽，胸廓各径均增大，易成"桶状胸"。

胸廓内有3径：矢状径（前后）、冠状径（左右或横径）和垂直径（上下）。上口矢状径较短，下口较长，因此，下口向前膨出，冠状径也向两侧膨出。

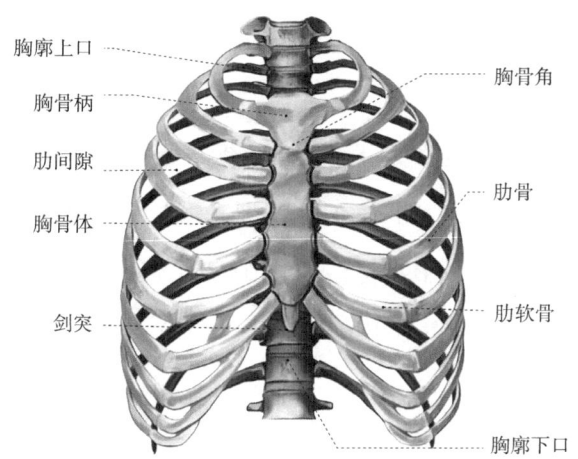

图 3-12 胸廓的整体观

（四）胸的功能与运动

胸廓具有保护、支持和容纳脏器的功能。

胸廓的运动主要是参与呼吸。胸廓以肋椎关节作为支点进行运动。胸廓的运动是以肋骨体的上、下运动来表示的。当胸廓上提时，胸骨上举、肋骨上提、胸腔扩张、3径扩大、膈肌圆顶下降，完成吸气；当胸廓下降时，胸肋骨一起下降，胸腔缩小、3径变小、膈肌圆顶被动反弹上升，完成呼气。胸廓直接参与完成人体的胸式呼吸。舞蹈演员在完成某些舞姿动作时，需要注意呼吸的方式、节奏，甚至憋气的配合。

第三节　颅骨连结

> 【学习重点】
>
> 颅骨连结及其结构特点。

一、颅骨连结

颅骨大部分以缝的形式连结，缝内含有薄层结缔组织纤维膜。如冠状缝、矢状缝、人字缝等，随着年龄增长，所有的缝先后骨化演变成骨性结合，如新生儿颅骨很薄，各颅盖骨之间未骨化的缝隙称**颅囟**（cranial fontanelles）。颅顶中央的"囟门"出生后2年才完全骨化，此处不宜触压。

颅的小部分以软骨方式形成连结，如颅底的蝶枕、蝶岩、岩枕等软骨结合，随年龄增长都先后骨化，形成骨性结合。

此外，还有以关节形式连结的颞下颌关节。**颞下颌关节**（temporomandibular joint）简称下颌关节（图3-13），由下颌骨的下颌头和颞骨的下颌窝组成。属于椭圆关节，窝内有1个椭圆形的纤维软骨盘，此关节盘将整个关节腔分割为上、下2部分并被包在1个囊内，上关节腔的腔隙较小，下关节腔内的下颌头抵住关节盘可以一起上下运动，下颌头类似球状，关节近似球窝关节，可以绕3个关节轴在3个关节面上运动，增加了下颌关节

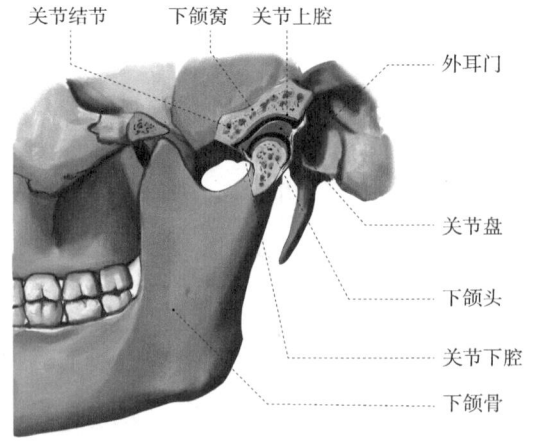

图3-13　颞下颌关节

的运动范围。关节盘的周缘与关节囊相连,关节囊松弛,前部更为薄弱,下颌骨易向前脱位,囊外有外侧韧带加强。

颞下颌关节在结构上是独立的,而在功能上属于联合关节。运动时,左右两侧同时运动。颞下颌关节可以进行上提、下降,前伸、后缩和侧向运动。

二、颅的整体观

除下颌骨和舌骨外,其他各颅骨借膜、软骨和骨牢固结合成一整体,不能活动或活动范围很小。

颅顶面由额骨、顶骨和枕骨构成,呈卵圆形,前窄后宽,光滑隆凸。额骨与两侧顶骨构成**冠状缝**(coronal suture),两侧顶骨连接为**矢状缝**(sagittal suture),两侧顶骨与枕骨连接成**人字缝**(lambdoid suture)。

颅底内面形成窝,各窝内有孔、管、裂,它们多数与颅底外面相通。

颅底外面凹凸不平,有血管和神经通过的沟、管和裂孔。其后部下方有**枕骨大孔**(foramen magnum);孔后上方的隆凸为**枕外隆凸**(external occipital pr-otuberance);孔的前外侧有椭圆形隆起,称**枕髁**(condylus occipitalis)。

颅的前面由部分脑颅骨和大部分面颅骨共同围成眶和骨性鼻腔。

颅的侧面中部有外耳门,外耳门后方有一圆锥形隆起称**乳突**(mastoid process);前方的深窝为**下颌窝**(mandibular fossa),下颌窝前下方为**下颌角**(angle of mandible)。

第四节　上肢骨连结

【学习重点】

1.肩关节的组成、结构与运动。
2.肘关节的组成、结构与运动。
3.腕关节的组成、结构与运动。

上肢骨的连结包括上肢带骨的连结和自由上肢骨的连结。

一、上肢带骨连结

（一）胸锁关节

胸锁关节（sternoclavicular joint）（图3-14）由锁骨的胸骨端关节面与胸骨的锁切迹及第1肋软骨的上缘构成。该关节是上肢与躯干之间连结的唯一关节。关节面形似鞍状，关节囊坚韧，其前方、锁骨后方和上方分别有韧带加强。周围有韧带加固。关节腔内有**关节盘**（articular disc）将关节腔分为外上和内下2部分，故将其改变为多轴关节，因此胸锁关节有3个运动轴：绕矢状轴可做上下运动，如耸肩、沉肩；绕垂直轴可做前后运动，如含胸、扩胸；绕额状轴可做回旋运动，如肩部前后绕环运动。胸锁关节的活动范围虽小，但以此为支点，扩大了上肢的活动范围。关节盘使关节头和关节窝相适应，加之关节盘下缘附于第1肋软骨，所以能阻止锁骨向内上方脱位。

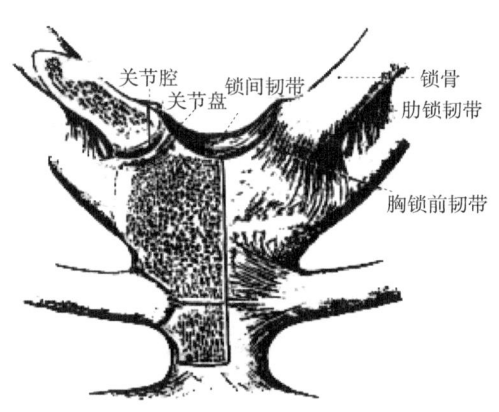

图3-14 胸锁关节

（二）肩锁关节

肩锁关节（acromioclavicular joint）（图3-15）由锁骨的肩峰端关节面与肩胛骨的肩峰关节面构成，属于平面关节。关节囊和锁骨下方有**喙锁韧带**（coracoclavicular ligament）连于喙突，肩锁关节的上方有**肩锁韧带**（acromioclavicular ligament）加强。

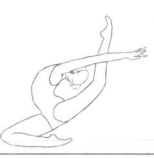

（三）上肢带的运动

上肢带连结的特点是肩胛骨与锁骨在肩锁关节处连结紧密，可将肩胛骨与锁骨视为一个整体，共同以胸锁关节为支点运动，以此形成上肢带连结的整体运动。因为肩胛骨的运动较明显，故通常以肩胛骨的运动来描述上肢带的运动。肩胛骨的运动可以增大肩关节的运动幅度。上肢带的各种运动对增大自由上肢的运动幅度和加大其灵活性有着重要作用。肩胛骨的运动使用特殊的运动术语来描述。

上提（elevation）与**下降**（depression）是肩胛骨在额状面内向上与向下的移动。向上移动称上提，如耸肩；向下移动称下降，如沉肩。

前伸（protraction）与**后缩**（retraction）是肩胛骨沿肋骨所做的向前与向后的移动。肩胛骨顺肋骨向前移动，内侧缘远离脊柱称前伸，又称外展，如含胸；肩胛骨顺肋骨向后移动，内侧缘靠近脊柱称后缩，又称内收，如扩胸。

上回旋（superior rotation）与**下回旋**（inferior rotation）肩胛骨绕矢状轴在额状面内的旋转运动。肩胛骨关节盂向上，下角转向外上方称上回旋，如向前转肩；肩胛骨关节盂向下，下角转向内下方称下回旋，如向后转肩。

二、自由上肢骨连结

自由上肢骨的连结包括肩关节、肘关节、桡尺骨连结、桡腕关节和手骨间的连结。

（一）肩关节

1.肩关节的结构

肩关节（shoulder joint）（图3-15）由肩胛骨的关节盂与肱骨的肱骨头构成，也称盂肱关节。相连两骨关节面的大小相差较大，关节窝仅能容纳关节头的1/4～1/3。关节窝周缘有关节唇加深关节盂。关节囊薄而松弛，附着在关节盂周缘和肱骨解剖颈之间，关节囊壁内有由滑膜包裹的肱二头肌长头腱通过，此腱有加固该关节的作用。

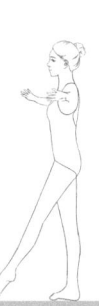

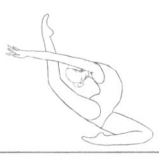

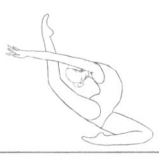

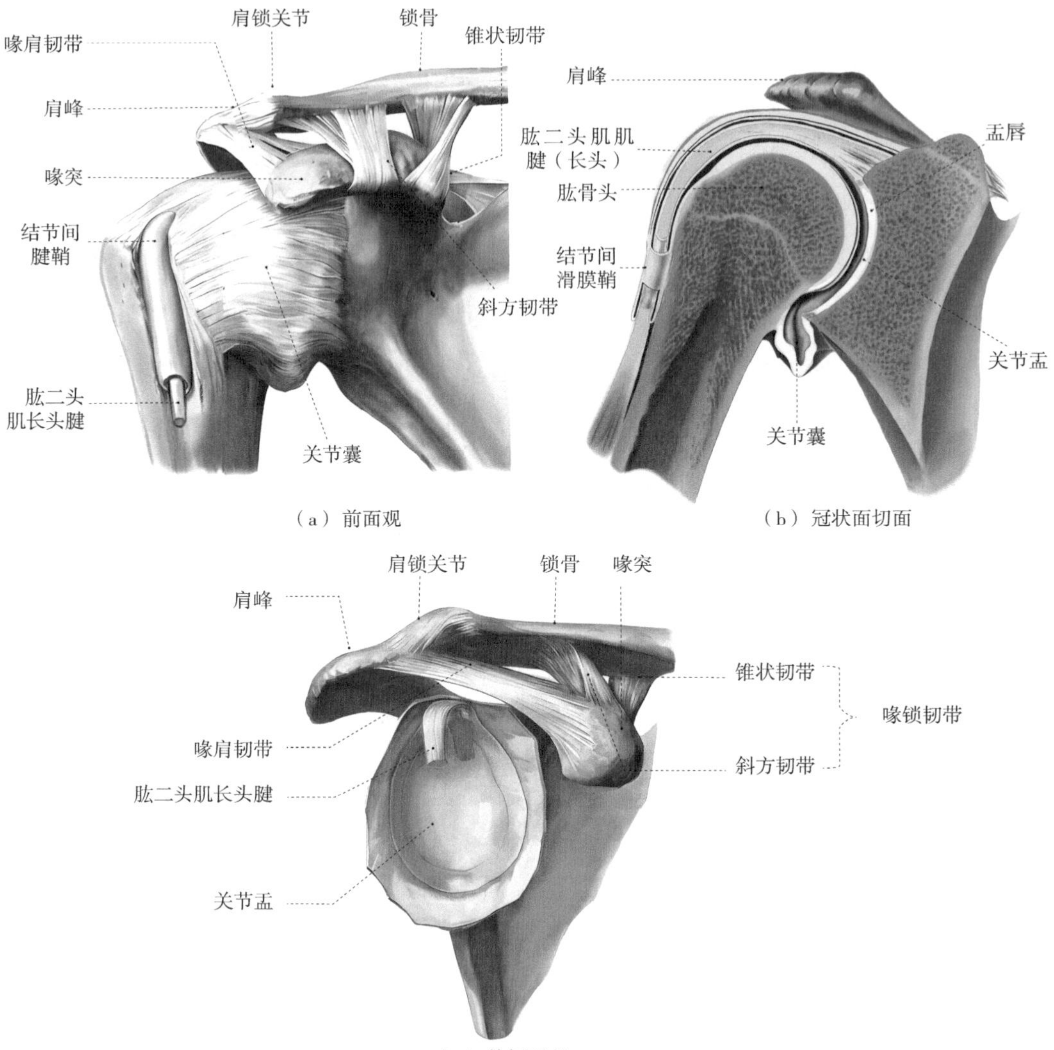

（a）前面观　　　（b）冠状面切面

（c）外侧面观

图 3-15　肩关节

连结或加固该关节的主要韧带有以下几条。

喙肩韧带（coracoacromial ligament）连于肩胛骨的喙突与肩峰之间，为三角形的扁韧带，该韧带与喙突、肩峰共同构成**喙肩弓**（coracoacromial arch），架于肩关节上方，可防止肱骨头向上方脱位。

喙肱韧带（coracohumeral ligament）自喙突至肱骨大结节，部分纤维在后上部与关节囊融合，加固关节囊上部，防止肱骨头向上部脱位。

盂肱韧带（glenohumeral ligament）位于关节囊前壁，可分为上、中、下三部分，自关节盂周缘前部至肱骨小结节，有加强关节前壁的作用。

肱骨横韧带（transverse humeral ligament）为肱骨的固有韧带，横跨结节间沟上方，有固定肱二头肌长头腱于结节间沟的作用。

2. 肩关节的运动

肩关节是典型的球窝关节，能绕 3 个基本轴进行运动（表 3-2）。肩关节绕冠状轴可做屈、伸运动，绕矢状轴可做内收、外展运动，绕垂直轴可做旋内、旋外运动，还可做环转运动与水平屈伸运动。

表 3-2　肩关节的运动

关节运动形式	运动轴	舞蹈动作举例
屈/伸	冠状轴	前后摆臂动作、过肩
内收/外展	矢状轴	大双晃手
旋内/旋外	垂直轴	大扑步
环转	—	轮臂、摇臂
水平屈伸	—	扩胸运动

由于肩关节是个多轴关节，相连骨的关节面大小相差较大，关节囊薄而松弛，关节本身的韧带少而弱，因而是人体最灵活的一个关节，但也是稳固性最差的一个关节。由于肩关节前下方没有肌肉和肌腱加固，比较薄弱，因此，在暴力作用下此处容易造成肱骨头向前、下、后等方位的脱位。专业舞者的肩关节柔韧性比普通人要好，在完成某些舞蹈动作时，肩关节常常处于极度外展或者极度外旋的状态，容易挤压肩峰下的关节囊，出现炎症，引起肩关节疼痛。

（二）肘关节

1. 肘关节的结构

肘关节（elbow joint）（图 3-16）由肱骨下端与尺骨、桡骨上端构成复关节，包括以下 3 个部分。

肱尺关节（humeroulnar joint）由肱骨滑车和尺骨滑车切迹构成的滑车关节。

肱桡关节（humeroradial joint）由肱骨小头和桡骨关节凹构成的球窝关节。

桡尺近侧关节（proximal radioulnar joint）由桡骨环状关节面和尺骨桡切迹构成的车轴关节。

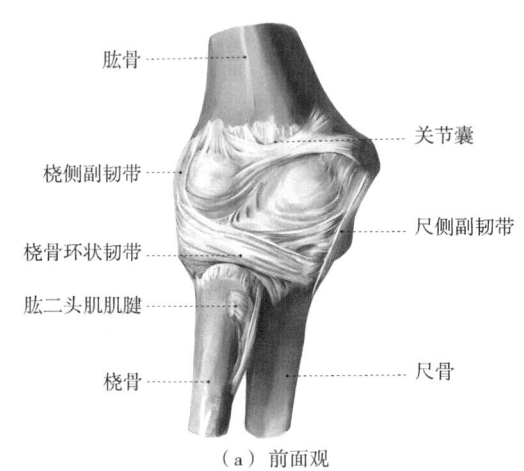

(a) 前面观

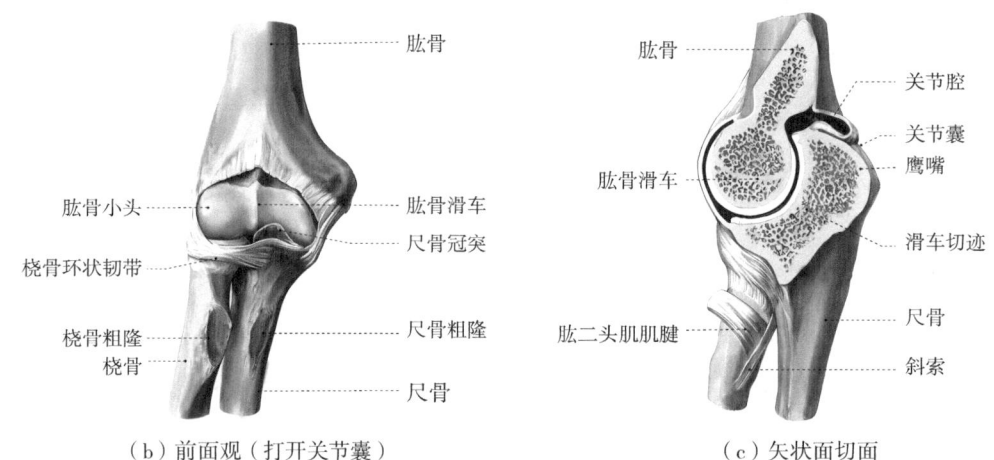

(b) 前面观（打开关节囊）　　　(c) 矢状面切面

图 3-16　肘关节

上述 3 个部分包在同一关节囊内，肘关节囊前、后壁薄而松弛，两侧壁厚而紧张，并有韧带加强。关节囊的后壁最薄弱，故常见桡、尺两骨向后脱位，移向肱骨后上方。

连结或加固肘关节的韧带主要有以下几条。

桡侧副韧带（radial collateral ligament）位于关节囊的桡侧，由肱骨外上髁向下扩展，止于桡骨环状韧带。

尺侧副韧带（ulnar collateral ligament）位于关节囊的尺侧，由肱骨内上髁向下呈扇形扩展，止于尺骨滑车切迹内侧缘。

桡骨环状韧带（annular ligament of radius）位于桡骨环状关节面周围，两端附于尺骨桡切迹的前、后缘，与尺骨桡切迹共同构成一个上口大、下口小的骨性纤维环来容纳桡骨头，防止桡骨头脱出。幼儿4岁以前，桡骨头尚在发育之中，环状韧带松弛，在肘关节伸直位猛力牵拉前臂时，桡骨头易被环状韧带卡住，或环状韧带部分夹在肱桡骨之间，从而发生桡骨小头半脱位。

2.肘关节的运动

从肘关节整体运动来说，上述3个关节只能绕2个运动轴运动，即绕冠状轴做屈伸运动，为肱尺关节和肱桡关节共同参与。其受尺骨的限制，不能做内收、外展运动。

由于尺骨的滑车切迹为较深的骨性凹窝，与肱骨滑车形成咬合连结，使肘关节的稳固性增强；关节囊的前后方较薄而松弛，使屈伸运动幅度较大；所有的韧带均不附着于桡骨，有利于桡骨绕垂直轴完成回旋运动（表3-3）。

表3-3　肘关节的运动

关节运动	运动轴	舞蹈动作举例
屈 / 伸	冠状轴	收袖、甩袖
旋内 / 旋外	垂直轴	托掌、摊掌

（三）前臂骨连结（桡尺骨连结）

1.前臂骨连结的结构

桡骨与尺骨借桡尺近侧关节、前臂骨间膜和桡尺远侧关节相连。
桡尺近侧关节（见肘关节）。

前臂骨间膜（interosseous membrane of forearm）（图3-17）连结尺骨和桡骨的骨间缘之间的坚韧纤维膜。纤维方向是从桡骨斜向下内到尺骨。当前臂处于内旋或外旋位时，骨间膜松弛。前臂处于半内旋位时，骨间膜最紧张，这也是骨间膜的最大宽度。

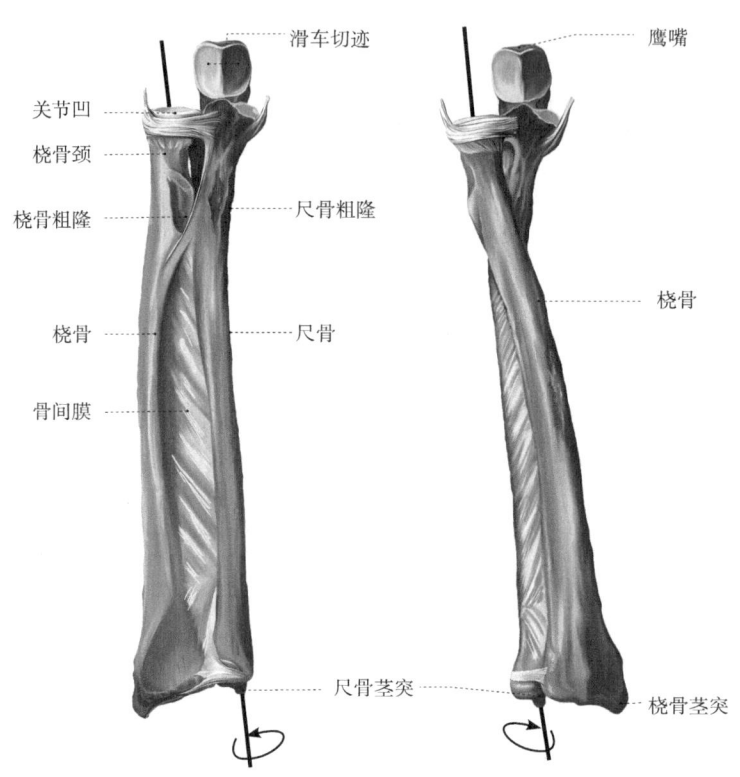

图3-17　前臂骨连结

桡尺远侧关节（distal radioulnar joint）由桡骨尺切迹与尺骨小头环状关节面，以及尺骨小头与关节盘之间构成，为车轴关节。关节囊松弛，附着于桡、尺二骨关节面的上方和关节盘周缘。关节盘为三角形纤维软骨板，它将桡尺远侧关节腔与桡腕关节腔完全分隔。

2.前臂的运动

桡尺近侧关节与桡尺远侧关节在结构上是独立的，但在机能上却是联合关节，属车轴关节，可绕垂直轴做旋前与旋后运动，其旋转轴为通过桡骨头中心至尺骨头中心的连线。运动时,桡骨头在原位自转,而桡骨下端连同关节盘围绕尺骨头旋转,实际上只是桡骨做旋转运动。当桡骨转至尺骨前方并与之相交时,手背向前,称为旋前;与此相反的运动,即桡骨转回到尺骨外侧,称为旋后。

(四)桡腕关节

1. 桡腕关节的结构

桡腕关节(radiocarpal joint)(图3-18)由桡骨的桡腕关节面和尺骨下方关节盘组成的关节窝与近侧列腕骨的手舟骨、月骨和三角骨组成的关节头构成。手舟骨、月骨和三角骨之间由韧带连结,可看成1块骨;尺骨由于有三角形的关节盘所隔,不参与桡腕关节的构成。因此,桡腕关节是个单关节。

桡腕关节的关节囊前后松弛,有利于手做屈伸运动。关节囊的前、后、内、外侧皆有韧带加固,即前面的桡腕掌侧韧带,后面的桡腕背侧韧带,内侧的腕尺侧副韧带,外侧的腕桡侧副韧带。

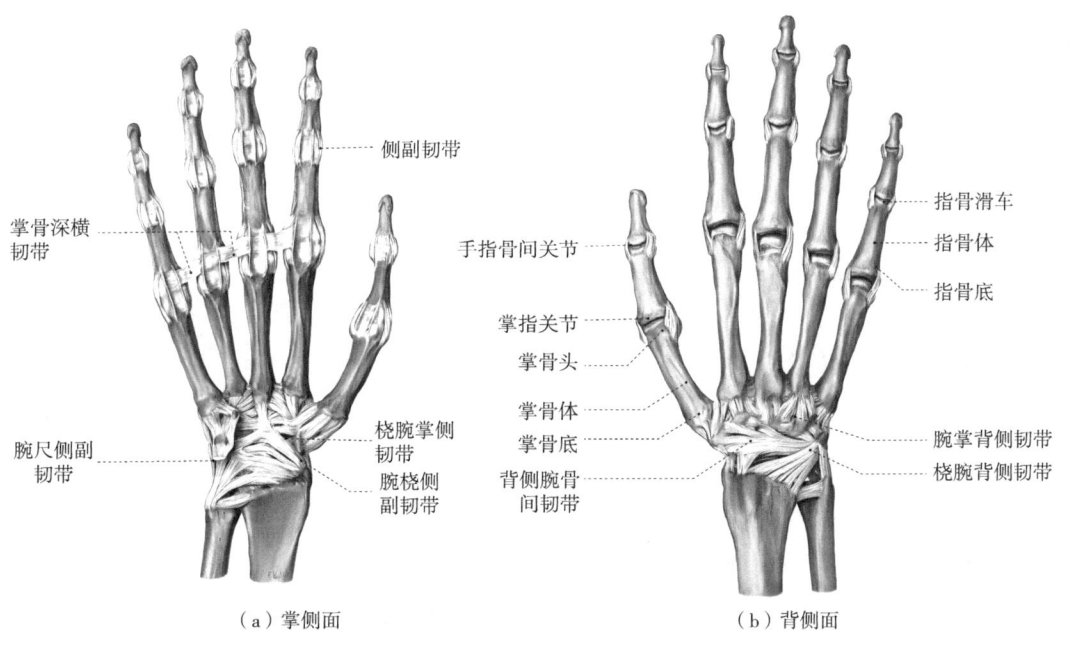

(a)掌侧面　　(b)背侧面

图3-18　腕骨间连结

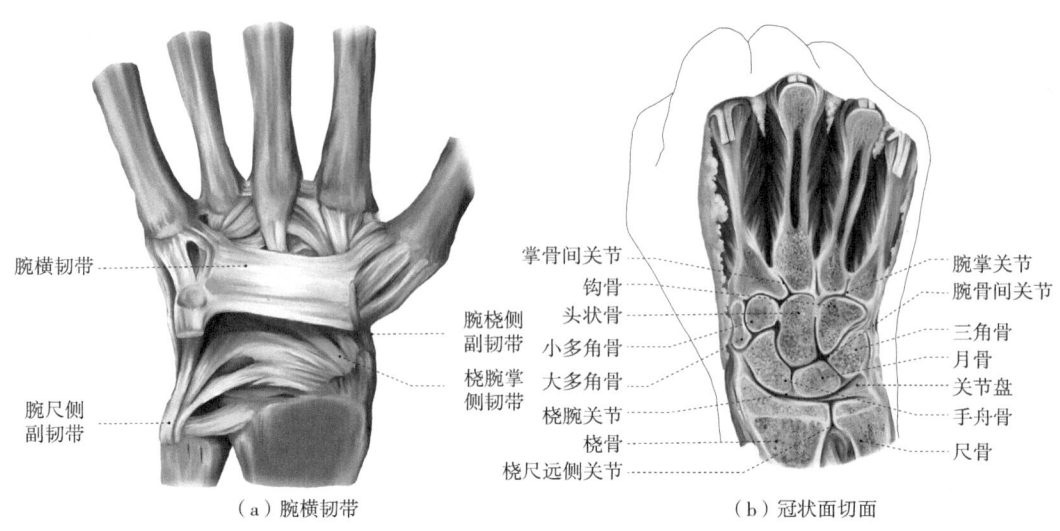

（a）腕横韧带　　　　　（b）冠状面切面

图 3-18　腕骨间连结（续图）

2. 桡腕关节的运动

桡腕关节是个典型的椭圆关节，可绕 2 个运动轴运动。绕额状轴可做屈伸运动，绕矢状轴可做内收和外展运动，还可做环转运动（表 3-4）。

表 3-4　桡腕关节的运动

关节运动	运动轴	舞蹈动作举例
屈/伸	额状轴	提腕、压腕
内收/外展	矢状轴	立掌、汉唐小垂手
环转	混合轴	小五花、盘腕

（五）手骨间连结

手骨间连结包括腕骨间连结（包含腕中关节）、腕掌关节、掌指关节和指骨间关节（图 3-18）。

腕骨间连结（intercarpal joints）由腕骨彼此相连结构成。其中，**腕中关节**（mediocarpal joint）由近侧列的 3 块腕骨（豌豆骨除外）与远侧列的 4 块腕骨构成，在掌侧和背侧均有韧带加固，并与桡腕关节联合运动。

此外，8块腕骨不在同一平面上排列，形成背侧隆起的"腕穹隆"和掌侧凹陷的"腕骨沟"，腕横韧带横架于腕骨沟上，附着于腕尺侧隆起和腕桡侧隆起，组成腕管。该拱形结构具有缓冲和保护从腕管内通过的肌腱、血管和神经的功能。

腕掌关节（carpometacarpal joints）由远侧列腕骨与5块掌骨底构成。第1腕掌关节由大多角骨与第1掌骨底构成典型的鞍状关节；第2～5腕掌关节属于平面关节，包在同一关节囊内，只能做微小的滑动。

拇指腕掌关节是在结构上独立的双轴关节，可做屈伸、外展内收和环转运动。活体上，拇指绕第1腕掌关节的运动轴可相对掌心运动，称为**对掌运动**，对掌运动是人类特有的运动，为人类灵活、牢固地抓握工具和器械提供了有利条件。

掌指关节（metacarpophalangeal joints）由掌骨头与近节指骨底构成5个球窝形关节。因缺乏回旋肌，且受两侧韧带限制，不能完成旋转动作。手指以该关节为支点。五指分开为展，向中指靠拢为收；还可以完成屈伸和环转运动。

指骨间关节（interphalangeal joints of hand）由近节指骨、中节指骨及远节指骨相应的关节面构成9个滑车形关节，仅能完成屈伸运动。关节囊背侧松弛，故屈的幅度大于伸，两侧和前面均有韧带加固。

第五节　下肢骨连结

【学习重点】

1. 骨盆的组成和结构特点。
2. 髋关节的组成、结构和运动。
3. 膝关节的组成、结构和运动。
4. 踝关节的组成、结构和运动。

下肢骨的连结包括下肢带骨的连结和自由下肢骨的连结。

一、下肢带骨连结

下肢带骨连结包括骶髂关节、耻骨联合。下肢带骨、下肢带关节和骶、尾骨等共同组成骨盆（图 3-19）。通常下肢带的运动是以骨盆的整体运动进行的。

（一）骶髂关节

骶髂关节（sacroiliac joint）由骶骨的耳状面与髂骨的耳状面连结而成。关节面凹凸不平，但彼此嵌合紧密。关节囊甚为紧张，附于关节面周缘，并有一系列韧带加强，因而活动范围很小（图 3-19）。

加固骶髂关节的韧带主要有以下几条。

骶髂骨间韧带（interosseous sacroiliac ligament），该韧带位于骶粗隆和髂粗隆之间（图 3-19）。

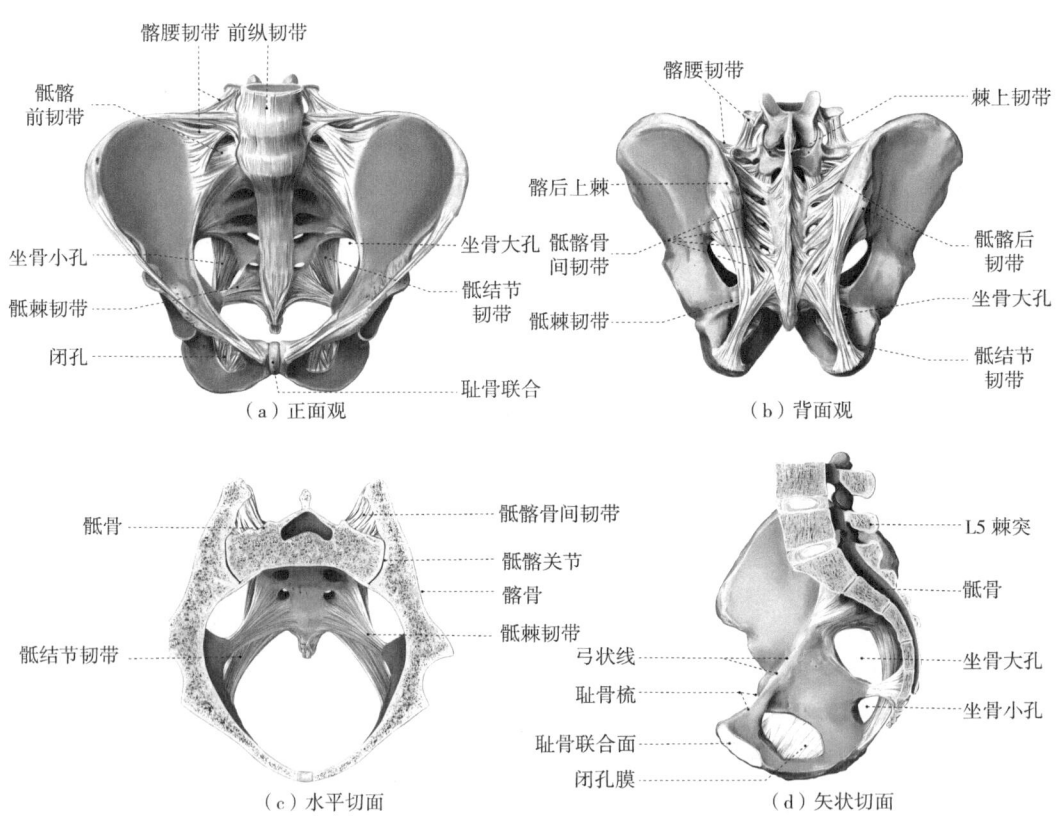

图 3-19 下肢带骨的连结

骶髂前韧带（anterior sacroiliac ligament）和**骶髂后韧带**（posterior sacroiliac ligament）在骶髂关节的前后加固此关节。

骶结节韧带（sacrotuberous ligament）连结坐骨结节与骶骨和尾骨侧缘。

骶棘韧带（sacrospinous ligament）连结坐骨棘与骶骨和尾骨侧缘。

骶结节韧带、骶棘韧带和坐骨大、小切迹围成的孔，分别称为**坐骨大孔**（greater sciatic foramen）与**坐骨小孔**（lesser sciatic foramen），在这2个孔内，有血管与神经通过。

骶髂关节结构牢固、活动性较小，以适应支持体重的功能。在妊娠后期，其活动度可略增大，以适应分娩的功能。

（二）耻骨联合

耻骨联合（pubic symphysis）由两侧的耻骨联合面借纤维软骨构成的耻骨间盘连结而成（图3-20）。耻骨间盘在9～10岁后，其内部正中出现矢状位的裂隙，女性比男性的大，孕妇和经产妇尤为明显。在耻骨联合的上方有耻骨韧带，下方有耻骨弓状韧带。前方和后方有耻骨前韧带和耻骨后韧带加固。耻骨下方于两耻骨支之间形成夹角，叫**耻骨下角**（subpubic angle）。男性呈锐角，为70°～75°，女性呈钝角，为90°～100°。耻骨联合的活动甚微，但在分娩时可有轻度分离，以增大骨盆的径线，利于分娩。

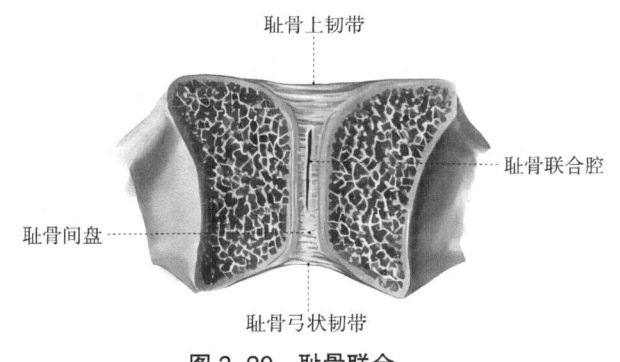

图3-20 耻骨联合

（三）骨盆

1. 骨盆的结构

骨盆（pelvis）由左、右髋骨和骶骨、尾骨及其连结构成的穹隆结构。骨盆可由骶骨岬向两侧经弓状线、耻骨梳、耻骨结节至耻骨联合上缘构成的环形界限分为上方的**大骨盆**（greater pelvis），又称假骨盆和下方的**小骨盆**（lesser pelvis），又称真骨盆。骨盆腔有上口（入口）和下口（出口），上口即大小骨盆的分界线，下口则由尾骨、坐骨结节、坐骨支、耻骨下支及其韧带围成。人体直立时，骨盆呈倾斜位，小骨盆入口平面与水平面形成的角度称骨盆倾斜度，男性为50°～55°，女性为55°～60°。

骨盆形似拱形结构，它既坚固又省材，能承受较大载荷，又可缓冲震动。从正面观，组成骨盆两侧的髋骨及镶嵌于其中央的骶骨构成半圆形的穹隆，骶骨有如穹隆锁。骨盆两侧的髋臼架在股骨头上，股骨有如穹隆柱。作为穹窿锁的骶骨，前宽后窄，在重力作用下，有向前下方转动的趋势，骶结节韧带、骶棘韧带及骶髂骨间韧带等，具有阻止骶骨转动或滑脱的作用。人体直立时，重力由腰椎经骶骨、骶髂关节、髋臼传至股骨头，形成"立弓"；坐位时，重力由骶骨向两侧传至坐骨结节，形成"坐弓"（图3-21）。

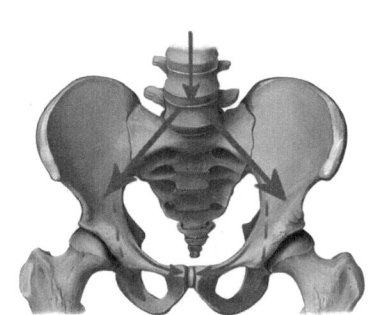

图3-21 骨盆的力的传导

骨盆具有显著的性别差异。女性孕育胎儿和分娩关系密切（图3-22），与男性骨盆差异比较见表3-5。

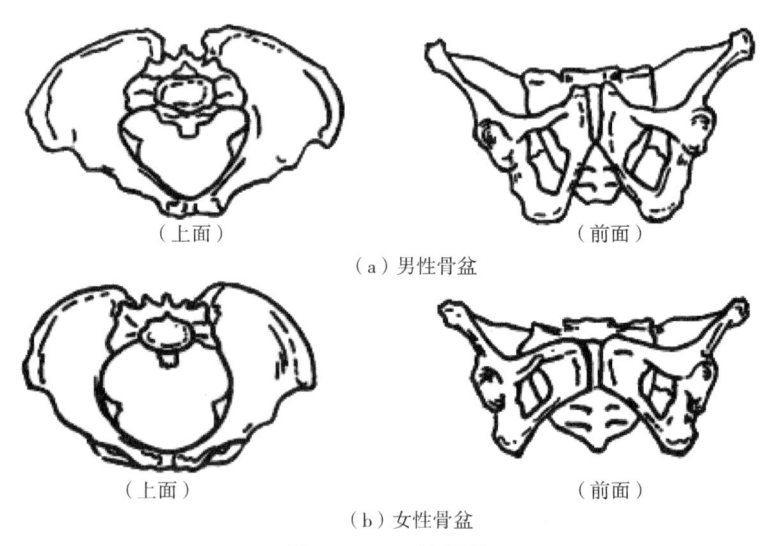

（上面） （前面）
（a）男性骨盆

（上面） （前面）
（b）女性骨盆

图3-22 两性骨盆

表 3-5 男女骨盆差异比较

项目	男性	女性
骨盆全形	高而狭窄	低而宽阔
大骨盆	较狭窄	较宽阔
小骨盆	高而窄、漏斗形	低而宽、圆柱形
骨盆上口	较小、呈心形	较大、呈环形
骨盆下口	较小	较大
耻骨角（弓）	70°～75°	90°～100°

骨盆具有支持体重、缓冲震动、保护内脏、提供肌肉附着及女性生殖道等功能。

2. 骨盆的运动

耻骨联合与骶髂关节在结构上具有特殊性，从而使下肢带关节的运动必须通过骨盆的整体运动来体现。由于骨盆在身体的中部，上与第 5 腰椎构成腰骶连结，下与股骨构成髋关节，没有游离端，故骨盆的运动相对复杂。

骨盆上借骶髂关节与脊柱相连，下借髋臼与下肢相连，骨盆以这些关节为轴，可进行各种运动。绕两侧髋关节的共同额状轴，可做向前和向后的运动，如体前屈和体后伸。绕一侧髋关节的垂直轴可做侧向转动，如跑步时增大步幅的送髋动作。绕一侧髋关节的矢状轴，可做向上和向下的转动，如上下台阶的动作。骨盆与下肢一起做相对脊柱的运动，绕额状轴可做后倾（如收腹提胯）、前倾（后踢腿），绕矢状轴可做侧屈运动（如旁踢腿），绕垂直轴可做回旋（如蹁、盖腿运动）。

在舞蹈选材时，要选择骨盆相对较窄，髂骨窄小且与股骨大转子的距离比例较小的学生，这样的结构与抬腿的速度和髋关节灵活性有关，有利于大腿高抬和外旋幅度的增加。尤其是芭蕾舞专业舞者髋关节外旋的幅度，是关系到舞姿造型的优美和能否完成高难技术的重要环节，因此在选材时格外关注骨盆的结构。

二、自由下肢骨连结

自由下肢骨连结包括髋关节、膝关节和足关节。

（一）髋关节

1. 髋关节的结构

髋关节（hip joint）（图3-23）由股骨头和髋臼构成，是典型的球窝关节，关节囊厚而坚韧。

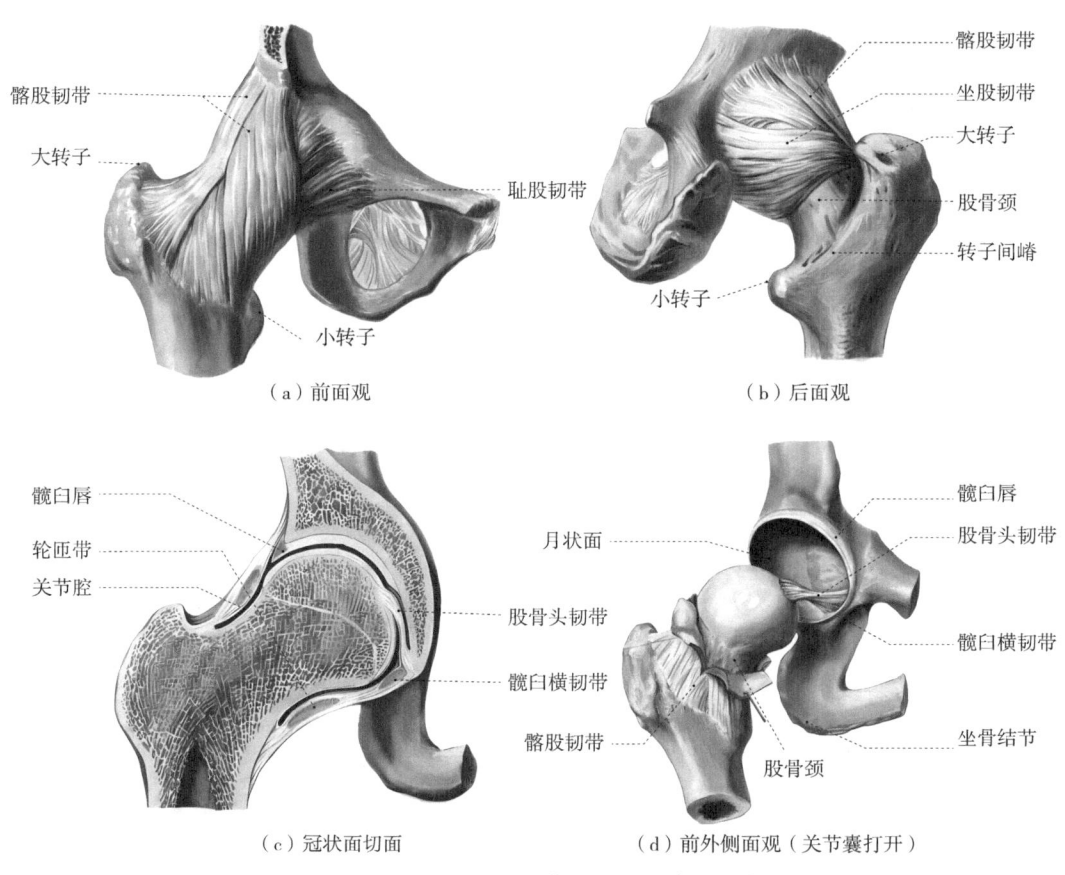

图3-23 髋关节的组成及辅助结构

髋臼唇（acetabular labrum）位于髋臼的周缘，有加深关节窝、增强关节稳固性的功能。加固髋关节的主要韧带（图3-23）有以下几条。

髂股韧带（iliofemoral ligament）位于关节囊的前面，呈人字形，起自髂前下棘，呈扇形向下，止于股骨转子间线，是人体最强的韧带之一，髂股韧带使髋关节囊前壁

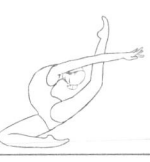

加厚，防止股骨头向前脱位，同时限制髋关节过度伸和维持人体直立姿势。

耻股韧带（pubofemoral ligament）位于关节囊的前内侧，起自耻骨上支，斜向外下方与髋关节囊融合，限制大腿在髋关节处过度外展和旋外。

坐股韧带（ischiofemoral ligament）位于关节囊的后方，起自坐骨体，止于大转子根部，限制大腿在髋关节处过度内收和旋内。

股骨头韧带（ligament teres femoris）位于关节腔内，内有滋养股骨头的血管通过。

2. 髋关节的运动

髋关节可绕3轴运动（表3-6），沿冠状轴做屈、伸，沿矢状轴做内收、外展。沿垂直轴做旋内、旋外及环转运动。由于髋关节具有较深的关节窝，厚而紧的关节囊和强有力的韧带，以及关节周围发达的肌肉，使之成为人体中稳固性非常突出的关节，以适应其支持和行走的功能。虽然髋关节在灵活性上不如上肢的肩关节，但可以通过某些专门的练习，如芭蕾、古典舞等基训中的组合练习，明显增加髋关节的灵活性和运动幅度。

表 3-6　髋关节的运动

关节运动	运动轴	舞蹈动作举例
屈/伸	冠状轴	前踢腿、后踢腿
内收/外展	矢状轴	旁踢腿、内摆腿
旋内/旋外	垂直轴	掰扣步、外开
环转	混合轴	蹋、盖腿

（二）膝关节

1. 膝关节的结构

膝关节（knee joint）（图3-24）是人体中最复杂的关节，它由股胫关节和股髌关节构成，属于滑车关节。股胫关节是由股骨和胫骨相应的内、外侧髁关节面构成的椭

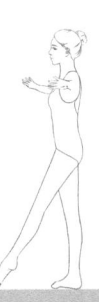

圆关节；股髌关节是由股骨的髌面和髌骨关节面构成的滑车关节。股胫关节头大，关节窝浅，两关节面不相适应，关节囊薄而松弛。膝关节有一系列关节的辅助结构可增加其稳定性。

半月板（meniscus）在股骨内、外髁与胫骨内、外侧髁关节面上的2个纤维软骨板。**内侧半月板**（medial meniscus）呈"C"形，**外侧半月板**（lateral meniscus）呈"O"形。半月板外缘厚、内缘薄，具有加深关节窝，使上下两关节面吻合及缓冲震动和保护膝关节的功能。

翼状襞（alar folds）在关节腔内，位于髌骨下方的两侧，为含有脂肪的皱襞，填充关节腔，以增大关节稳固性，并有缓冲震动的功能。

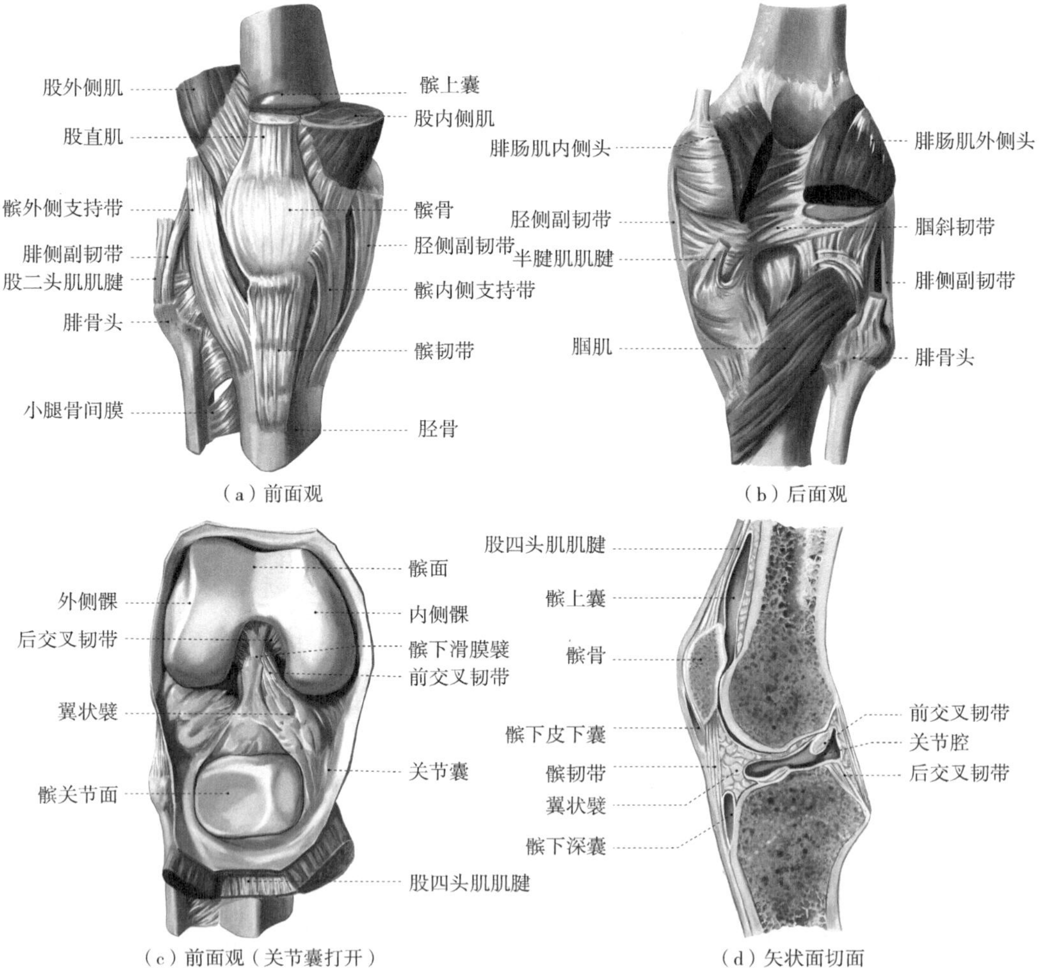

图3-24 膝关节

髌上囊（suprapatellar bursa）位于股四头肌肌腱与股骨面之间，**髌下深囊**（deep infrapatellar bursa）位于髌韧带与胫骨上端之间，两者都具有减少股四头肌收缩时肌与骨面之间摩擦的作用。

连结和加固膝关节的韧带有以下几条。

交叉韧带又分前交叉韧带（anterior cruciate ligament）和后交叉韧带（posterior cruciate ligament）位于关节腔内，韧带的两端分别附着于股骨内、外侧髁与胫骨髁间隆起，防止胫骨前、后移位。

腓侧副韧带（fibular collateral ligament）位于膝关节外侧稍后方，起自股骨外上髁至腓骨头，从外侧加固膝关节和限制膝关节过伸。

胫侧副韧带（tibial collateral ligament）位于膝关节的内侧偏后方，起自股骨内上髁至胫骨内侧髁，从内侧加固膝关节和限制膝关节过伸。

髌韧带（patellar ligament）位于膝关节囊的前方，为股四头肌肌腱的延续部分，起自髌骨，止于胫骨粗隆，从前方加固膝关节和限制膝关节过度屈。

2.膝关节的运动

当膝关节伸直时，胫骨髁间隆起与股骨髁间窝嵌锁，属于典型的滑车关节，加之两侧副韧带紧张，股胫关节不能做旋转运动，只能做屈伸运动。屈膝时，股骨内、外侧髁后部进入关节窝，嵌锁关系解除，近似于平面关节，两侧副韧带也相对松弛，除了屈伸运动，股胫关节此时还可以绕垂直轴做轻度旋转运动。

由于膝关节位于人体最长的2个骨杠杆臂之间，在行走和跑跳中承受着相当大的载荷，因此关节容易损伤，股骨和胫骨以宽大的内、外侧髁关节面增大了关节的接触面积，可提高关节的稳固性并减小压强。膝关节是人体中最大且最复杂的关节，膝关节以翼状襞、半月板等众多辅助结构，进一步提高了关节的稳固性，也改善了力在膝关节面上的分布。膝关节的半月板在舞蹈动作中，尤其是跳跃动作中易受损伤，其原因是膝关节在屈曲、旋转状态下突然伸直，此时半月板受到多方向的力，易发生卡顿、撕裂，为了预防半月板损伤，应在运动前做好充分的准备活动，在运动中保持正确合理的膝关节姿势，并加强对膝关节周围肌肉力量的锻炼。膝关节的运动见表3-7。

表 3-7　膝关节的运动

关节运动	运动轴	舞蹈动作举例
屈/伸	冠状轴	一位小跳、小射雁跳
旋内/旋外（半蹲位）	垂直轴	半蹲位左右旁点步

（三）小腿骨连结

小腿骨连结（图 3-25）是指胫骨和腓骨之间借近侧端的**胫腓关节**（tibiofibular joint）、中间的**小腿骨间膜**（crural interosseous membrane）和远侧端的胫腓韧带相连结。因此，胫骨和腓骨之间几乎不能进行任何运动。

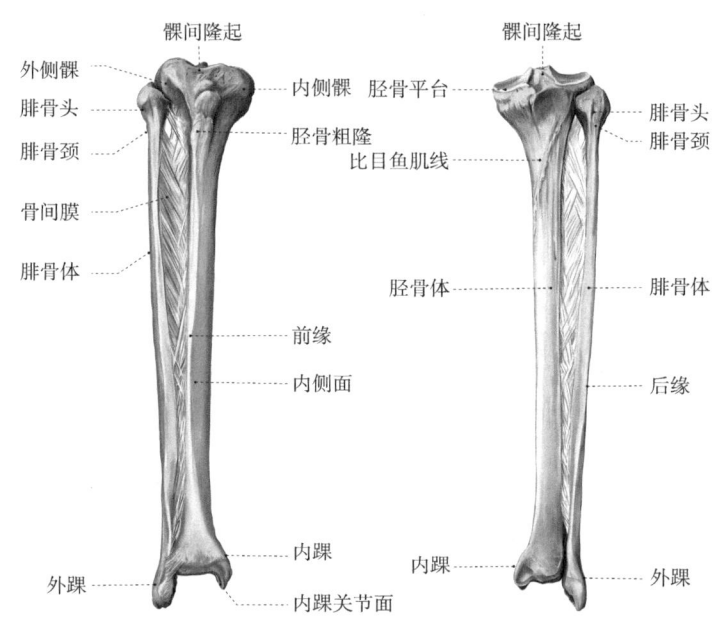

图 3-25　小腿骨连结

（四）踝关节

1. 踝关节的结构

踝关节（ankle joint）（图 3-26）即距骨小腿关节，又称距上关节。该关节是由胫骨的下关节面、内踝关节面和腓骨的外踝关节面共同形成的叉状关节窝，以及距骨滑车的关节头构成。

踝关节的关节囊前后松弛,有利于屈伸运动,两侧有韧带加固(图3-26),这些韧带是:内侧的**三角韧带**(medial ligament),它自内踝呈扇形向下,止于舟骨、距骨和跟骨。外侧有3条,前方为**距腓前韧带**(anterior talofibular ligament),中部为**跟腓韧带**(calcaneofibular ligament),后方为**距腓后韧带**(posterior talofibular ligament)。上述3条韧带均起于外踝,向前、下、后分别止于距骨种跟骨。在踝关节韧带损伤中,以外侧最为常见,尤以距腓前韧带为多。

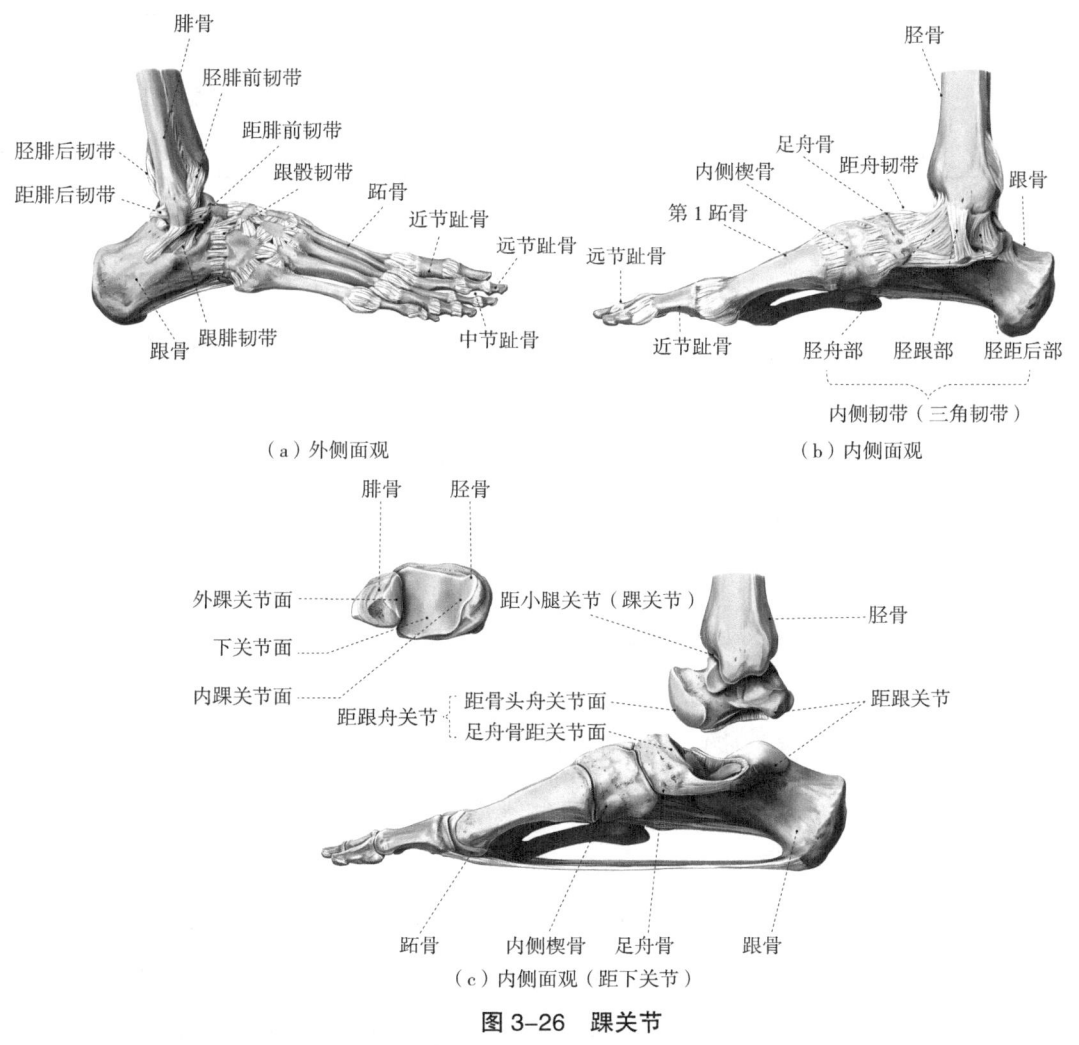

图 3-26 踝关节

2.踝关节的运动

踝关节属于滑车关节，足绕额状轴可做屈伸运动，足向下为屈，或称跖屈；足向上为伸，或称背屈。由于距骨滑车关节面前宽后窄，当足跖屈时，窄的部分进入关节窝，因此，足还可做侧方运动，即绕矢状轴做外展、内收的运动。踝关节的运动见表3-8。

表3-8　踝关节的运动

关节运动	运动轴	舞蹈动作举例
屈/伸	冠状轴	绷脚、勾脚
外展/内收	矢状轴	蹁脚、扛脚

（五）足骨间连结

足骨间连结（图3-27）包括跗骨间关节、跗跖关节、跖趾关节、趾骨间关节。附骨间关节是跗骨与跗骨之间的关节。

距下关节（subtalar joint）由**距跟关节**（talocalcaneal joint）和**距跟舟关节**（talocalcaneonavicular joint）组成，距跟关节由距骨和跟骨的后关节面构成；距跟舟关节由舟骨、跟骨及距骨相对应的关节面构成。周围有韧带加强，包括：**距骨间韧带**（位于跗骨窦内）、**距舟背侧韧带**、**跟舟足底韧带**（此韧带位于足底，是维持足弓的重要装置）及**跖长韧带**（此韧带位于足底，有维持外侧纵弓的作用）。距跟关节和距跟舟关节在功能上是联合关节，可以使足绕1个不典型的**斜矢状轴做内翻**（足内侧缘提起、外侧缘下降，足底转向内侧）和外翻（足外侧缘提起、内侧缘下降，足底转向外下方）运动。

因此，从机能角度出发，可将踝关节（距上关节）和距下关节合称为足关节，在此关节中，距骨起骨性关节盘作用。当二者联合运动时，足围绕足关节可做屈、伸和内翻、外翻运动，而且往往是踝关节屈时伴有足**内翻**，踝关节伸时伴有足**外翻**；此外，还可以使足完成环转运动。

跗骨间关节除距下关节外，还有**跟骰关节**（calcaneocuboid joint）和由跟关节与距跟舟关节联合构成的**跗横关节**（transverse tarsal joint）等，并有跟舟足底韧带及分歧韧带等强劲的韧带连结于跗骨各骨之间，它们对维持足弓均有重要作用。

跗跖关节（tarsometatarsal joint）由3块楔骨和骰骨的前端与5块跖骨底构成，属于平面关节，可有微小活动。内侧楔骨和第1跖骨间的关节腔独立，活动性稍大，可作轻微的屈、伸运动。

跖骨间关节（intermetatarsal joint）位于第2~5跖骨底的毗邻面，属于平面关节，活动甚微。

跖趾关节（metatarsophalangeal joints）由跖骨头与近节趾骨底构成，可作轻微的屈、伸，或内收、外展运动。舞者由于其足部动作的特殊性，立半脚掌的动作较多，第1跖趾关节较易发生损伤。

趾骨间关节（interphalangeal joint）由各趾相邻的2节趾骨的底与滑车构成，属于滑车关节，可作屈、伸运动。

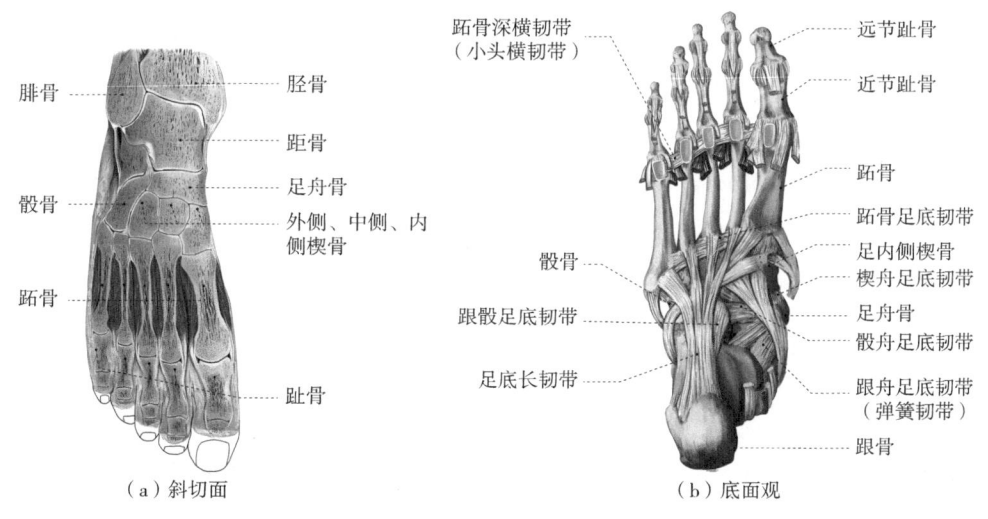

（a）斜切面　　　　　　　　　　（b）底面观

图3-27　足骨间连结

（六）足弓

足弓（arch）（图3-28）由足的跗骨、跖骨，以及足部的关节、韧带、肌腱共同构成的凸向上方的弓形结构。足弓可分为前后方向的纵弓和左右方向的横弓。纵弓又由内侧纵弓和外侧纵弓组成。

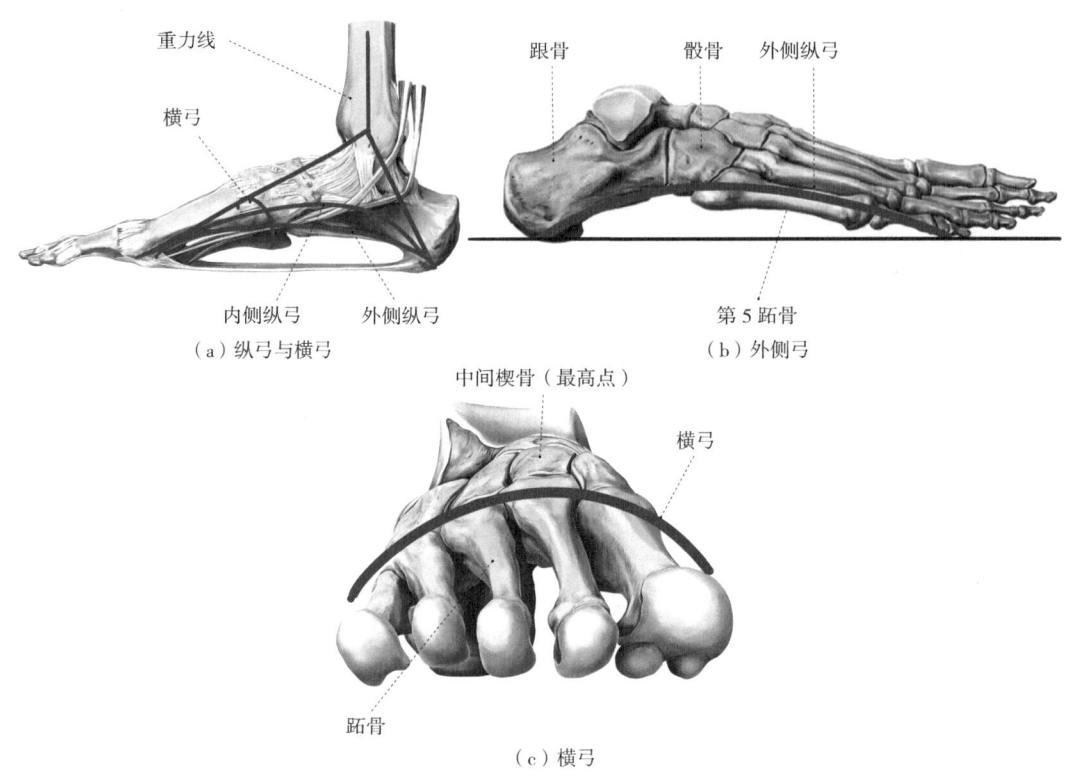

图 3-28　足弓

内侧纵弓（medial longitudinal arch）由跟骨、距骨、舟骨、3 块楔骨和第 1~3 跖骨构成，弓的最高点在距骨头，此弓较高，有较大的弹性，具有缓冲震荡的作用，又称弹性足弓。

外侧纵弓（lateral longitudinal arch）由跟骨、骰骨和第 4、5 跖骨构成，弓的最高点在骰骨，弹性较差，与维持直立有关，又称支撑足弓。

横弓（transverse arch）由骰骨和 3 块楔骨组成，弓的最高点在中间楔骨。

站立时，维持足弓主要依靠足的韧带及有关结缔组织，而走、跑、跳时则主要依靠小腿（如胫骨前肌、腓骨长肌）及足底有关肌肉。如足部先天性软组织发育不良，维持足弓的软组织劳损及足部骨折等因素导致足弓塌陷，便会形成扁平足。扁平足患者的足底血管神经易受压，足部易疲劳，甚至会产生疼痛，走、跑、跳的功能也会下降。

足弓作为拱形结构，可支持负重，缓冲震荡，免使足底血管神经受压。它弹性好，利于完成行走、跑跳等人类所必须具备的生活机能。组成足弓的关节多，并多为短骨，显示它灵活、轻便等特点，方便运动。

优秀舞者的足弓也较明显，足跖屈、背屈角度较大，这种结构有利于加大踝关节的屈伸幅度，同时也可以提高弹跳力。

CHAPTER 04

第四章

骨骼肌

> **导语**
>
> 人体的肌肉绝大多数附着于骨骼上，故称为骨骼肌。全身肌肉呈对称分布，共有600余块。每块肌肉均为一个器官，具有一定的形态结构、丰富的血液供应和神经支配，并执行一定的功能。肌肉收缩时牵动骨骼，在神经系统的支配下引起人体的各种随意运动。各种舞蹈动作都是由许多肌肉协同工作来实现的。

【学习重点】

1. 骨骼肌的形态结构、起止和作用。
2. 骨骼肌的工作性质与协作关系。
3. 多关节肌的工作特点。
4. 发展骨骼肌力量和伸展性的一般原则。
5. 躯干、上肢、下肢主要肌的位置、起止和功能。
6. 影响肌力发挥的解剖学因素。
7. 前臂前群肌和后群肌的功能。
8. 小腿各肌群的功能。

第四章 骨骼肌

第一节 骨骼肌概述

人体的**肌**（muscle）根据分布、结构和功能特性的不同可分为平滑肌、心肌和骨骼肌。平滑肌主要分布于内脏的中空性器官及血管壁，收缩缓慢而持久；心肌为心所特有，是构成心壁的主要部分，收缩有节律性；骨骼肌主要分布于躯体，收缩快速有力，但易疲劳。心肌和骨骼肌在显微镜下观察都有横纹，均属横纹肌，心肌与平滑肌受内脏神经支配，不受意志的控制，属于不随意肌；骨骼肌受躯体神经支配，直接受人的意志控制，故称为随意肌或简称为肌。

骨骼肌（skeletal muscle）（图 4-1）是人体运动的动力，绝大多数附着于骨骼，少数附着于皮肤，后者也称皮肌。骨骼肌在神经系统的支配下，通过收缩与舒张牵拉骨以关节为支点进行转动，完成人体各种随意运动，并与表情、咀嚼、吞咽、呼吸及发音有关。

骨骼肌在人体分布极为广泛，多呈对称分布。成人的肌约占体重的 40%。

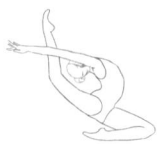

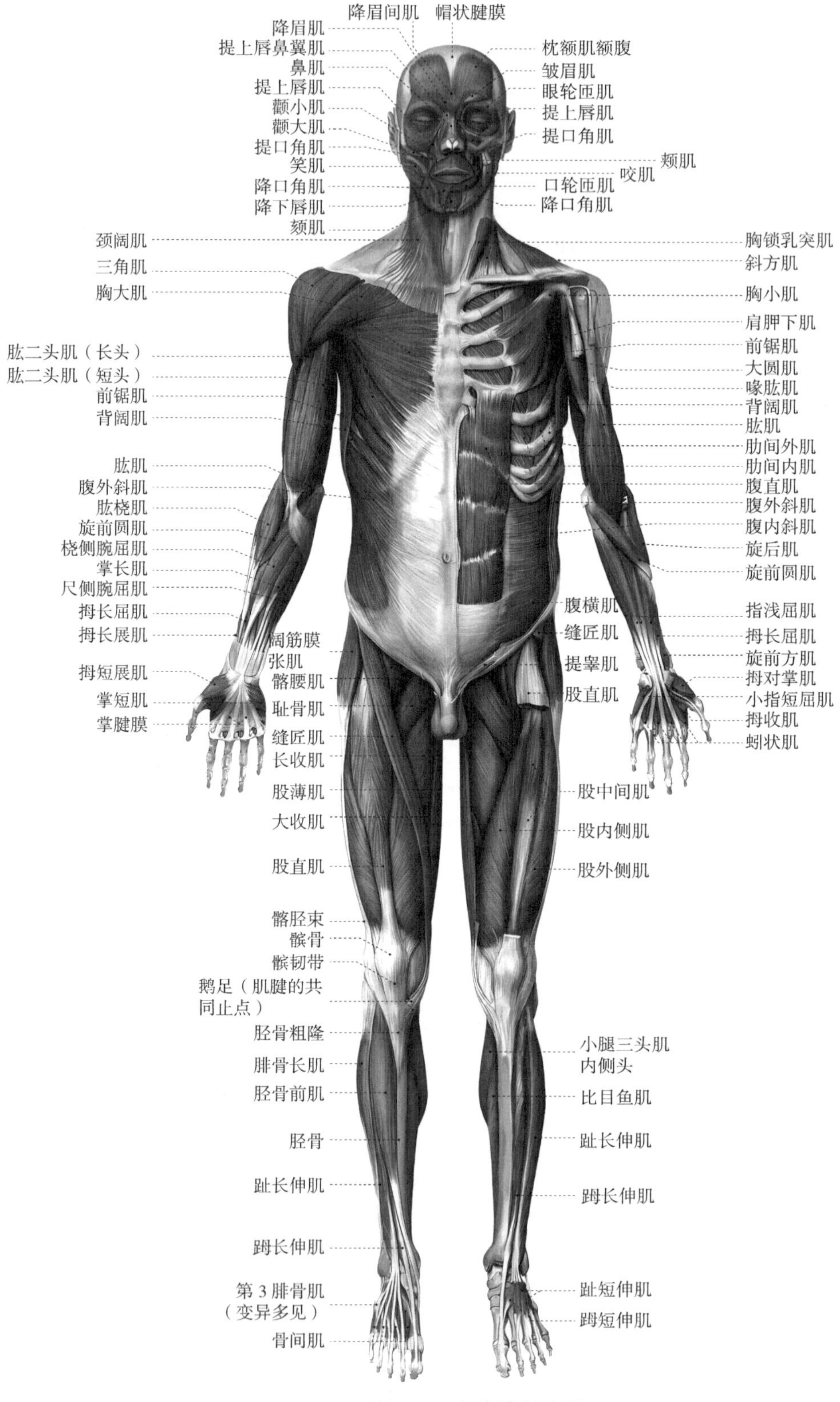
降眉间肌
帽状腱膜
降眉肌
提上唇鼻翼肌
鼻肌
提上唇肌
颧小肌
颧大肌
提口角肌
笑肌
降口角肌
降下唇肌
颏肌
枕额肌额腹
皱眉肌
眼轮匝肌
提上唇肌
提口角肌
颊肌
咬肌
口轮匝肌
降口角肌
颈阔肌
三角肌
胸大肌
肱二头肌（长头）
肱二头肌（短头）
前锯肌
背阔肌
肱肌
腹外斜肌
肱桡肌
旋前圆肌
桡侧腕屈肌
掌长肌
尺侧腕屈肌
拇长屈肌
拇长展肌
拇短展肌
掌短肌
掌腱膜
胸锁乳突肌
斜方肌
胸小肌
肩胛下肌
前锯肌
大圆肌
喙肱肌
背阔肌
肱肌
肋间外肌
肋间内肌
腹直肌
腹外斜肌
腹内斜肌
旋后肌
旋前圆肌
腹横肌
缝匠肌
提睾肌
股直肌
指浅屈肌
拇长屈肌
旋前方肌
拇对掌肌
小指短屈肌
拇收肌
蚓状肌
阔筋膜
张肌
髂腰肌
耻骨肌
缝匠肌
长收肌
股薄肌
大收肌
股直肌
股中间肌
股内侧肌
股外侧肌
髂胫束
髌骨
髌韧带
鹅足（肌腱的共
同止点）
胫骨粗隆
腓骨长肌
胫骨前肌
胫骨
趾长伸肌
踇长伸肌
第 3 腓骨肌
（变异多见）
骨间肌
小腿三头肌
内侧头
比目鱼肌
趾长伸肌
踇长伸肌
趾短伸肌
踇短伸肌

图 4-1 人体的骨骼肌

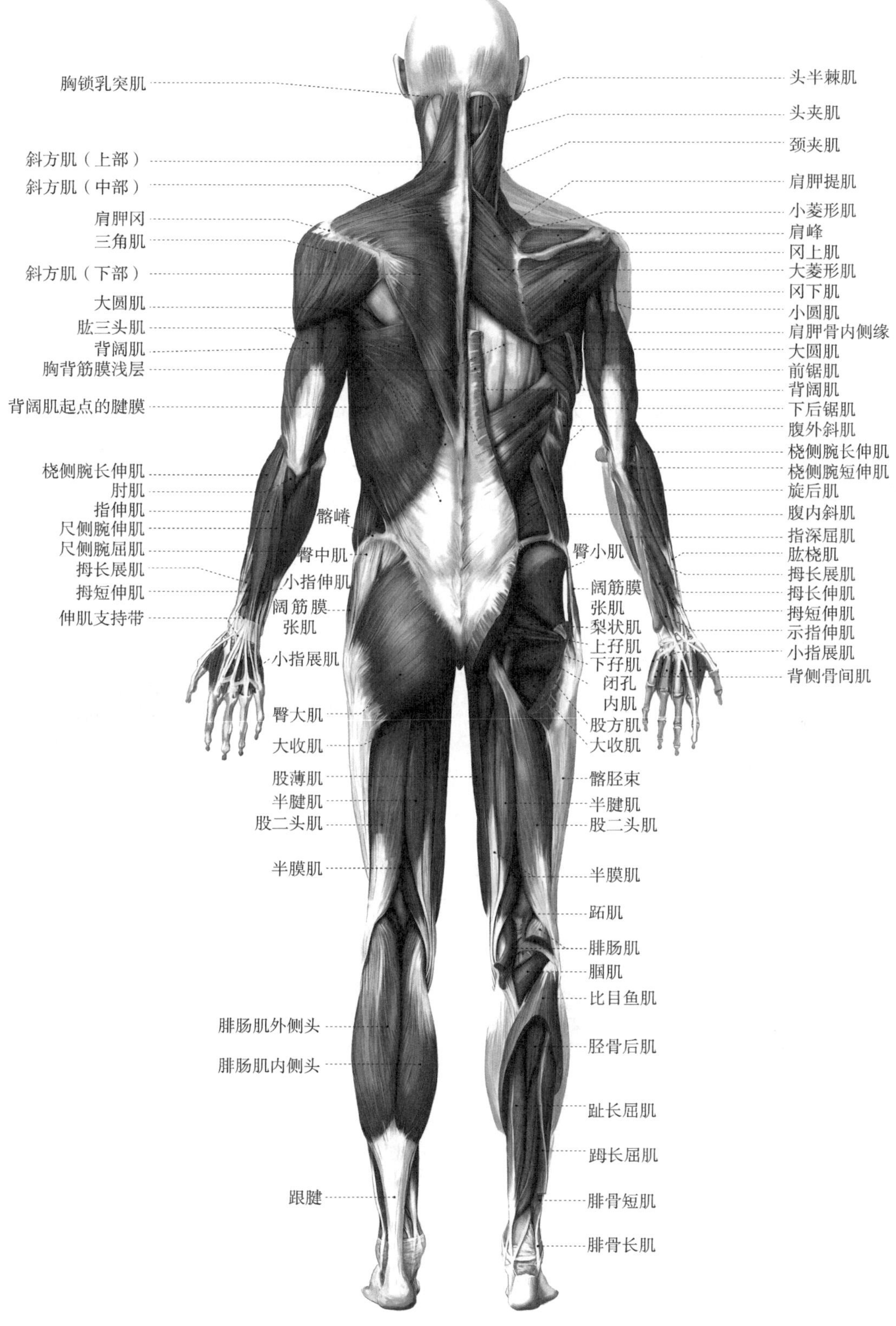
胸锁乳突肌
斜方肌（上部）
斜方肌（中部）
肩胛冈
三角肌
斜方肌（下部）
大圆肌
肱三头肌
背阔肌
胸背筋膜浅层
背阔肌起点的腱膜
桡侧腕长伸肌
肘肌
指伸肌
尺侧腕伸肌
尺侧腕屈肌
拇长展肌
拇短伸肌
伸肌支持带
髂嵴
臀中肌
小指伸肌
阔筋膜张肌
小指展肌
臀大肌
大收肌
股薄肌
半腱肌
股二头肌
半膜肌
腓肠肌外侧头
腓肠肌内侧头
跟腱
臀小肌
阔筋膜张肌
梨状肌
上孖肌
下孖肌
闭孔内肌
股方肌
大收肌
髂胫束
半腱肌
股二头肌
半膜肌
跖肌
腓肠肌
腘肌
比目鱼肌
胫骨后肌
趾长屈肌
踇长屈肌
腓骨短肌
腓骨长肌
头半棘肌
头夹肌
颈夹肌
肩胛提肌
小菱形肌
肩峰
冈上肌
大菱形肌
冈下肌
小圆肌
肩胛骨内侧缘
大圆肌
前锯肌
背阔肌
下后锯肌
腹外斜肌
桡侧腕长伸肌
桡侧腕短伸肌
旋后肌
腹内斜肌
指深屈肌
肱桡肌
拇长展肌
拇长伸肌
拇短伸肌
示指伸肌
小指展肌
背侧骨间肌

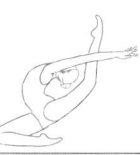

图 4–1 人体的骨骼肌（续）

一、肌的分类与命名

肌依据其外形可分为长肌（long muscle）、短肌（short muscle）、扁肌（flat muscle）和轮匝肌（orbicular muscle）4 种（图 4-2）。长肌多分布于四肢，肌束通常与肌的长轴平行，收缩可引起四肢大幅度运动；短肌小而短，具有明显的节段性，多分布于躯干的深层，可持续收缩以保持身体姿势和参与躯干的运动；扁肌宽扁呈薄片状，多分布于胸腹部；除运动功能外，还具有保护内脏器官的功能；轮匝肌主要由环形的肌纤维构成，位于孔裂的周围，收缩时可关闭孔裂。

长肌依据肌的头数可分为二头肌、三头肌、四头肌等。依据肌束排列的方向与长轴的关系可分为梭形肌、羽状肌（半羽状肌、多羽状肌）、斜肌与横肌等（图 4-3）。依据肌的位置可分为胸肌、背肌等。依据肌的功能可分屈肌与伸肌、外旋肌与内旋肌、收肌与展肌等。

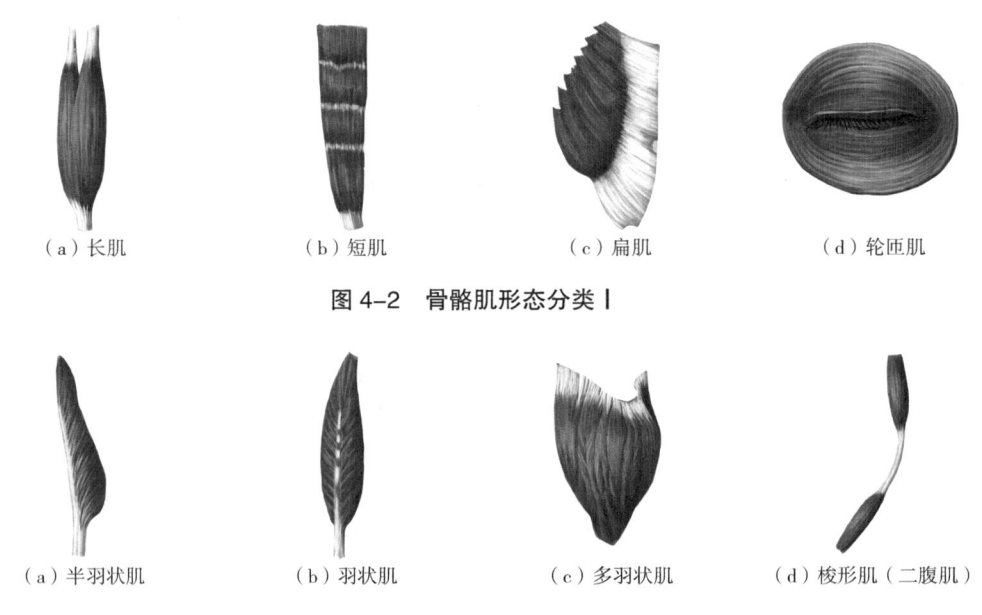

(a) 长肌　　(b) 短肌　　(c) 扁肌　　(d) 轮匝肌

图 4-2　骨骼肌形态分类 I

(a) 半羽状肌　　(b) 羽状肌　　(c) 多羽状肌　　(d) 梭形肌（二腹肌）

图 4-3　骨骼肌形态分类 II

二、肌的构造

人体的每一块肌都是一个器官，肌组织是构成肌的主要成分，此外还有丰富的血管和淋巴管分布，并接受神经支配。骨骼肌具有一定的形态、结构、位置和辅助装置，执行一定的功能。

每块骨骼肌的大体结构包括中间的**肌腹**（muscle belly）和两端的**肌腱**（tendon），并伴有血管与神经分布（图4-4）。

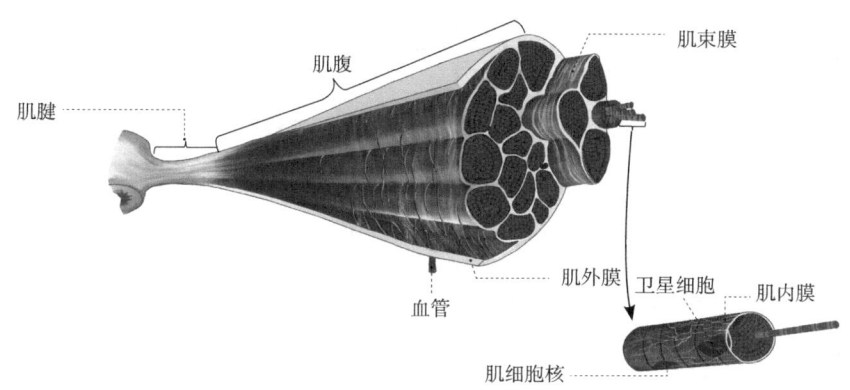

图 4-4　骨骼肌的结构

肌腹主要由肌纤维（肌细胞）构成，色红而柔软，具有收缩与舒张的功能。整个肌的外面包有结缔组织的肌外膜，由肌外膜发出若干纤维隔伸入肌腹内将其分隔为较小的肌束，包被肌束的结缔组织膜称为肌束膜。肌束内每条肌纤维还包被有一层薄的结缔组织膜，称为肌内膜，肌的血管、神经和淋巴管沿着这些结缔组织深入肌内。

肌腱位于肌的两端，连接肌腹与骨之间，主要由平行致密的胶原纤维结缔组织构成，色白坚韧，并有感觉神经末梢分布。胶原纤维相互交织成辫状构成腱纤维束，一端与肌腹的结缔组织膜相移行，另一端与骨膜紧密结合，并伸入骨质牢固地附着于骨骼，传导肌腹收缩所产生的力以牵拉骨骼，使之运动。肌腱本身不具有收缩能力，但能抵抗很大的张力。

三、肌的辅助结构

肌的辅助结构有筋膜、滑膜囊、腱鞘、籽骨、肌梭与腱梭等。它们具有协调肌的活动，保持肌的位置，减少运动时的摩擦和保护等功能。

（一）筋膜

筋膜（fascia）是包被在肌外面的结缔组织膜，可分为**深筋膜**（deep fascia）与**浅筋膜**（superficial fascia）（图4-5）。

浅筋膜位于皮下，又称皮下筋膜，由含脂肪成分的疏松结缔组织构成，对肌、血管与神经具有保护作用。

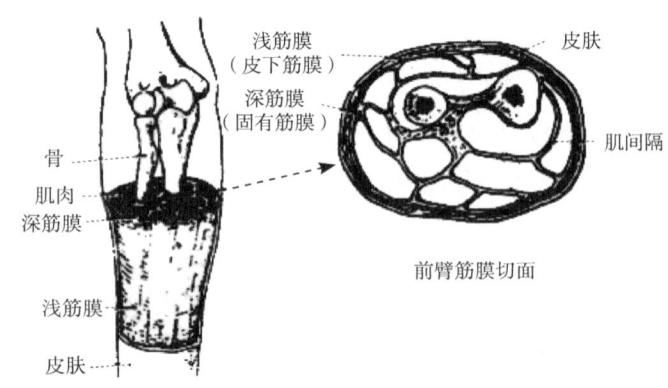

图4-5　前臂筋膜示意图

深筋膜位于浅筋膜的深层，又称固有筋膜，由致密结缔组织构成，分布于肌、肌群之间。具有分隔肌与肌群，约束肌拉力方向，保证肌与肌群独立活动，防止炎症扩散，保护肌的功能。

（二）腱鞘

腱鞘（tendinous sheath）是包在长肌腱外面的双层长管状鞘膜，外层为纤维层，内层为滑膜层（又称腱滑膜鞘），有减少肌腱与骨面摩擦的功能，在手、足部较多见（图4-6）。

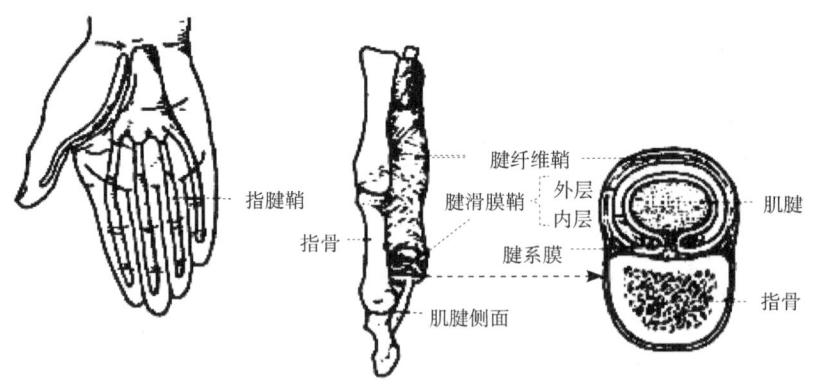

图4-6　腱鞘示意图

（三）滑膜囊

参见关节概述部分。

第四章 骨骼肌

（四）籽骨

籽骨（sesamoid bone）是由肌腱骨化而成的小骨，通常位于肌腱与骨之间，有减少腱与骨面间的摩擦、改变肌拉力的方向、增大肌力臂等功能。髌骨是全身最大的籽骨。

四、肌的工作术语

（一）肌的附着与工作条件

1.肌的附着

肌的起点与止点（图4-7）通常以两端的肌腱附着于骨上，起点指靠近身体正中面或肢体近侧端的附着点，止点指远离身体正中面或肢体近侧端的附着点。肌的起止点是固定不变的。

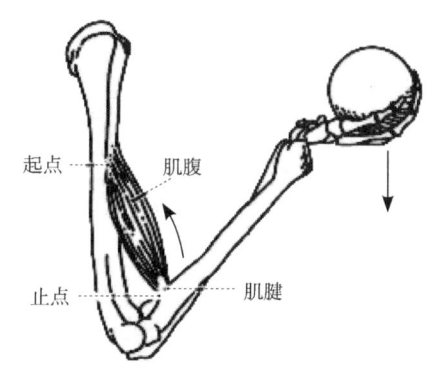

图4-7 肌的起止点示意图

2.肌的工作条件

（1）定点与动点。肌工作时，通常是一个附着点相对固定，另一个附着点明显运动，相对固定的附着点称为定点（图4-8a），相对移动的附着点称为动点（图4-8b）。应该

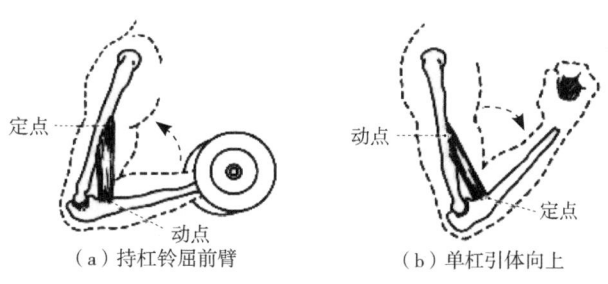

(a) 持杠铃屈前臂　　(b) 单杠引体向上

图4-8 肌工作时定点与动点示意图

指出的是，肌的动点与定点不是固定不变的，会随动作的变化而改变。如在持杠铃屈前臂动作中，肱二头肌的起点是定点，拉引前臂向上臂靠拢；在引体向上动作中，肱二头肌的止点成为定点，拉引上臂向前臂靠拢。

（2）近固定与远固定。四肢肌工作时，定点在近侧称为近固定，如持球屈前臂动作中肱二头肌的工作。定点在远侧时称为远固定，如单杠引体向上动作中肱二头肌的工作（图4-9a）。

（3）上固定、下固定及无固定。躯干肌工作时一般称为上、下固定。肌上端的附着点相对固定时称为上固定，如仰卧直抬腿中腹直肌的工作；下端的附着点相对固定时称为下固定，如仰卧起坐中腹直肌的工作（图4-9b）；若人体各环节之间完成相向运动，则工作肌群在无固定条件下工作，如俯卧两头起动作中竖脊肌的工作（图4-9c）。

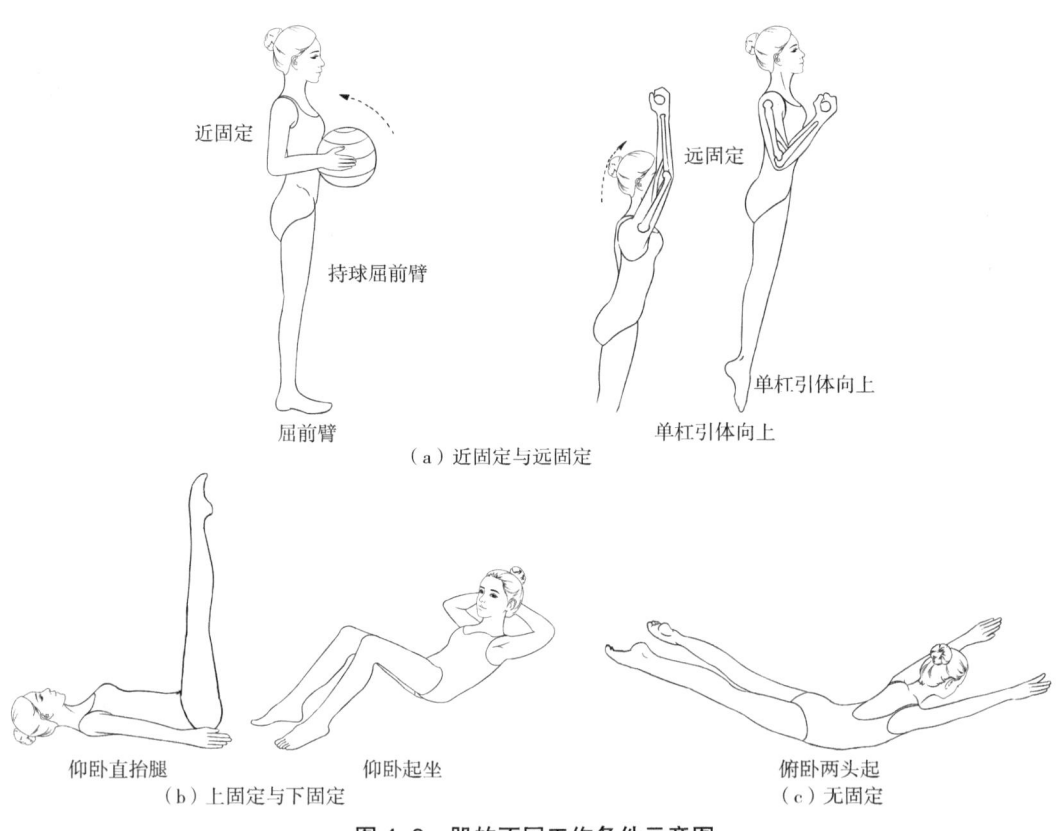

图4-9　肌的不同工作条件示意图

（二）肌的作用方式

骨骼肌牵引骨骼而产生运动，作用恰像杠杆装置，其具有3种基本形式（图4-10）。

第一种为平衡杠杆运动，支点在重点和力点之间，如在寰枕关节上进行的仰头和低头运动。第二种为省力杠杆运动，重点位于支点和力点之间，类似橇棍橇重物原理，如起步抬足跟时踝关节的运动。第三种为速度杠杆运动，力点位于重点和支点之间，如举起重物时肘关节的运动。在第一种杠杆中，如果动力矩与重力矩相等，则作用力与重力也相等。第二种杠杆由于动力矩大于重力矩，所以比较省力，但是运动幅度较小。第三种速度杠杆力量损失较多，但能获得运动速度。在第三种杠杆中，同样大小的肌肉，止点距离关节近的，动力矩较小，产生的运动力量小，但是运动的范围大；若止点距离关节远，动力矩较大，则产生的运动力量大而范围小。因此，最大力量与最大运动范围两者是相矛盾的。

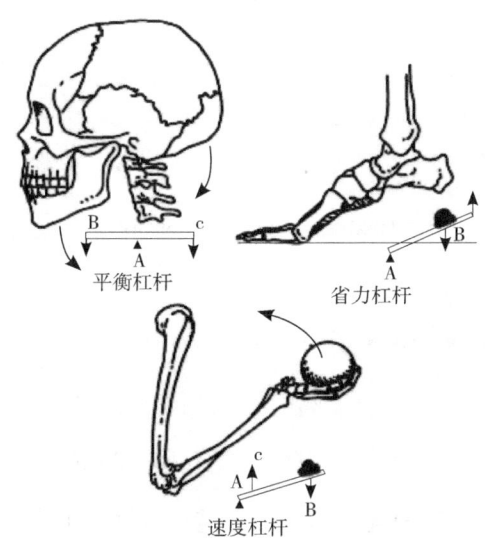

图 4-10　肌的杠杆作用

A. 支点　B. 重点　C. 力点

五、肌的配布规律

肌的配布与劳动、直立行走及关节运动轴有关。上肢肌分化程度高，较细长灵活，适应于掌握器械与工具。下肢肌粗壮发达，适应于直立行走。通常在一个关节运动轴的不同方位配布功能相互拮抗的两组肌群，即额状轴有功能拮抗的屈肌群与伸肌群，矢状轴有功能拮抗的内收肌群与外展肌群，垂直轴有功能拮抗的旋内肌群与旋外肌群。

六、肌的物理特性

骨骼肌主要的物理特性为伸展性、弹性和黏滞性，这些特性与舞蹈训练、表演是密切相关的，影响动作完成的力量、速度与幅度，并与肌的损伤有关。

（一）伸展性与弹性

肌在外力作用下可以被拉长的特性称为伸展性。当外力解除后，肌可恢复到原长度的特性称为弹性。

在舞蹈实践中，肌的伸展性越好，一定程度上关节灵活性越好，完成动作的运动幅度越大。肌的弹性越好，则肌收缩时的弹性回缩力越大，弹性势能越大，肌的收缩力量越大，动作质量越高。

（二）黏滞性

肌收缩与舒张时，肌纤维内部的分子之间、肌纤维之间及肌群之间会发生摩擦，这种因摩擦产生的阻力称为肌的黏滞性。

在舞蹈实践中，肌的黏滞性大，既影响肌的快速收缩与舒张，也妨碍肌的快速伸展。由于黏滞性受温度的影响，温度高时肌的黏滞性降低。因此，在夏天和冬天，尤其是在肌进行爆发式收缩练习之前，应做好充分的准备活动，使肌的温度升高（最适温度约为38℃），这样可有效地提高肌的收缩速度，防止肌肉拉伤。

七、影响肌力发挥的解剖学因素

肌的生理横断面面积与肌的初长度都是影响肌力发挥的解剖学因素，与动作关系非常密切。

（一）肌的生理横断面面积

肌的生理横断面面积指横切整块肌的全部肌纤维所得到的面积之和，肌的力量与肌的生理横断面面积成正比。即肌越发达，生理横断面面积越大，肌的绝对力量越大，完成动作的速度越快，越轻松自如。

（二）肌的初长度

肌的初长度指肌收缩之前的长度。在一定范围内，肌的初长度增加，肌力增大。运动实践证明，肌在收缩前被适度地拉长，能有效地将拉长肌产生的动能以弹性势能的形式贮存，使肌收缩时弹性回缩力量增大。

增加肌初长度的增力效应与拉伸肌的长度、拉伸肌的速度、肌由离心转变为向心收缩的耦联时间密切相关。一般而言，初长度越适宜，拉伸肌的速度越快，由离心转变为向心收缩的耦联时间越短，效果越好。通常肌的初长度是由关键动作之前的动作阶段决定的，即关键动作之前的动作越合理，肌的初长度越适宜，贮存的弹性势能就越大。以芭蕾大跳为例，蹬地起跳前下肢各关节的屈曲幅度与速度，以及下蹲转变为蹬地起跳的耦联时间直接决定大跳技术完成的质量。

八、研究肌功能的方法

在解剖学的教学实践中，主要是采用扪触法、分析推断法（根据肌拉力线与关节运动轴的位置关系进行解剖分析）。在科学研究与实验中，还可采用肌电图、电刺激、临床观察等方法。以下主要介绍分析推断法。

（一）肌的起止点与定动点

在解剖学教学中，运用肌的起止点与定动点知识可以确定肌运动的关节及其工作条件。通过观察肌标本，辨认肌的起、止点，确定要分析的肌所跨过的关节，这些关节是单轴关节、双轴关节，还是多轴关节，决定其可能会对哪些关节产生作用。然后，确定肌收缩时定点在哪一端（侧），以及动点所附着的骨，从而分析判断其工作条件，即判断其是在近固定、远固定，还是在无固定条件下工作。

（二）肌拉力线与关节运动轴的关系

肌拉力线一般指肌起、止点中心点之连线（通过肌纵轴）。肌收缩时通常牵拉动点附着骨进行转动，肌拉力方向一般指向定点。肌拉力线从关节运动轴的不同方向通过，对关节所产生的作用不同（表 4-1）。

表 4-1 肌功能分析简表（肌拉力线与关节运动轴的关系）

关节运动轴	肌拉力线通过的方向	肌的功能	举例	特殊情况
冠状轴	前方	屈	肱二头肌	膝关节、踝关节运动
	后方	伸	肱三头肌	方向相反
矢状轴	外上方	外展	三角肌	脊柱、头颈为侧屈
	内下方	内收	胸大肌	骨盆为侧倾
垂直轴	顺时针方向斜行（右侧）	旋外/后	旋前圆肌	
	逆时针方向斜行（右侧）	旋内/前	旋后肌	左侧肢体相反

九、发展肌力量与伸展性的解剖学依据与练习原则

肌力量与伸展性无论是与舞蹈技术技巧动作，还是与舞蹈艺术表现都有着非常密切的关系。在舞蹈训练、表演实践中，必须充分重视对于肌力量与伸展性的科学训练。

（一）发展肌力量的解剖学依据与练习原则

1. 发展肌力量的解剖学依据

在舞蹈训练实践中，设计或选用发展肌力量的练习时，应遵循的解剖学依据是使肌的起点与止点在完成动作的过程中相互接近（向心收缩），或趋向于接近（离心收缩或等长收缩）。发展肌力量可采用抗阻练习法、等动练习法、全幅度练习法与超等长练习法等方法。

2. 发展肌力量的练习原则

（1）超负荷原则。超负荷是肌力量训练的基本原则，超负荷不是指超过本人的最大负荷能力，而是指力量训练的负荷应不断地超过平时采用的负荷，包括负荷强度、负荷量和频率。如在完成动作时增加弹力带、沙袋等阻力，以提升负荷强度来有效强

化肌肉力量。应该注意的是，力量训练的超负荷是一个渐进的过程，运动负荷递增过快或者过大时，容易导致过度训练。

（2）专门性原则。是指发展肌力量时，肌的收缩类型、练习模式与代谢性质，以及所产生的特定反应、适应与专项要求的一致性。即在力量训练过程中，肌收缩的工作条件、性质及速度应与专项动作的结构、特点相一致。

（3）练习顺序原则。力量训练由多种力量练习组成，练习的顺序直接影响训练的效果。通常在训练课中，大肌群训练在先，小肌群训练在后（较大肌群容易疲劳）；多关节肌训练在前，单关节肌训练在后；训练单肌群时，大强度练习在前，小强度练习在后。

（二）发展肌伸展性的解剖学依据与练习原则

1. 发展肌伸展性的解剖学依据

在舞蹈训练实践中，设计或选用发展肌伸展性的练习时，应遵循的解剖学依据是使肌的起点与止点在完成动作的过程中尽可能地分离，使肌伸展拉长。发展肌伸展性可采用静力拉伸法、动力拉伸法与动静结合拉伸法等练习方法。

2. 发展肌伸展性的练习原则

（1）以关节结构为依据。肌肉伸展性练习时，应当以关节结构为依据，不应超过关节解剖结构允许的范围，以免过度拉伸，引起关节损伤。

（2）要与准备活动相结合。因为肌肉、韧带和关节囊等软组织是黏滞体，具有黏滞性，黏滞性与温度有密切关系，温度越高，黏滞性越小，肌肉的内阻力就越小。肌肉伸展性的训练必须在热身练习后进行，准备活动可使体温升高，降低肌肉黏滞性，提高肌肉的伸展性。

（3）动静结合。在发展肌肉伸展性的方法上，应该是以静力拉伸为主，"静－动"结合，这样才能取得全面的练习效果，有助于防止软组织发生永久性变形而丧失弹性，并避免局部供血不足而影响软组织的新陈代谢。此外，注意避免过长时间的静力拉伸，否则会造成供血不良，影响软组织的新陈代谢。

（4）幅度、力度、时间效应。肌肉伸展训练应当与幅度、力度和持续时间相结合，舞者在拉伸肌肉、韧带时，应当迫使被拉伸的软组织达到产生"酸、胀"的位置并略微超过一点，而且应在感觉到"酸、胀"的位置上保持一定时间（15~20秒）。由于人体各部软组织抗拉伸能力差异很大，因此还不能对伸展性练习的强度、时间等提出明确的定量标准，而必须因人、因部位而异。

（5）肌肉伸展性与力量同步发展。舞者在发展肌肉伸展性的同时，应该注意力量的同步发展，单纯的伸展性训练会影响关节的稳固性，两种练习应有机地结合，肌肉伸展性应与肌力同步发展。

十、肌的协作关系

人体完成的各种动作，即使是最简单的动作往往也不是由某一块肌独立工作完成的，而是多块肌或多群肌共同配合完成的，如前臂弯举过程中的屈肘动作的实现是由经过该关节前方的肌群同时收缩的结果。

肌的协作关系是指人体在完成各种动作过程中，多群肌共同参与、互相协调配合的关系，简称肌间的协作。

依据肌群在完成动作中的作用，可将参与完成动作的各种肌群分为原动肌与拮抗肌（图4-11）、固定肌与中和肌。

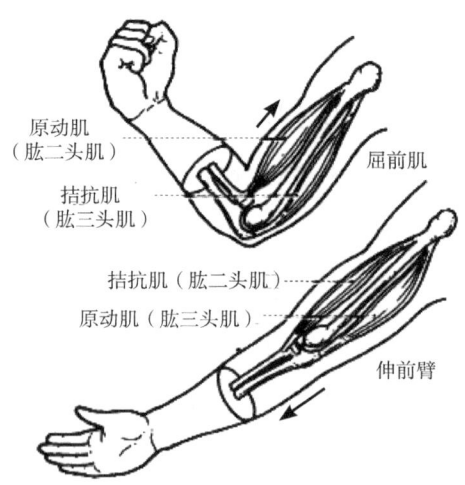

图4-11 原动肌与拮抗肌作用示意图

1. 原动肌

原动肌是指在运动中主动收缩发力,直接参与完成动作的肌群。是引起运动环节运动的原动力。在原动肌中起主要作用的肌群称为主动肌,起次要作用的肌群称为次动肌。如前臂弯举动作,肱肌、肱二头肌、肱桡肌与旋前圆肌是屈肘关节的原动肌,引起前臂在肘关节处屈。其中肱肌和肱二头肌是主动肌,肱桡肌和旋前圆肌是次动肌。

2. 拮抗肌

拮抗肌是指位于与原动肌相对的一侧,与原动肌作用相反的肌群。一方面,拮抗肌在原动肌工作时协调放松,使原动肌工作时所对抗的阻力下降;另一方面,拮抗肌在动作之末收缩,可防止动作过度而拉伤肌,或使动作制动更为准确。如前臂弯举中,肱三头肌、肘肌是屈肘关节的拮抗肌。

3. 固定肌

固定肌是指固定原动肌定点附着骨或环节的肌群。固定肌的协调参与,可以防止原动肌两端附着的骨或环节产生相向运动而出现多余的、错误的动作。如前臂弯举动作中,肩关节周围的肌群固定肱骨,防止肱二头肌(具有屈肩、屈肘的功能)在牵拉前臂屈的同时,出现上臂在肩关节屈的多余动作。这时肩关节周围的肌群所做的工作就是固定工作。

4. 中和肌

大多数肌对其跨过的关节都具有多种功能。中和肌是指为了保证原动肌能按照动作的要求,有效地发挥与动作相关的功能,参与抵消原动肌其他(与动作无关)功能的工作肌群。如前臂弯举动作中,为了保证旋前圆肌按动作要求牵拉肘关节屈,而不产生旋前的多余动作,肱二头肌、旋后肌作为中和肌参与抵消旋前圆肌的旋前功能。

值得注意的是，肌群之间的这种协调关系不是固定不变的，它们会随着动作阶段的变化、运动状态的变化而改变。

十一、肌的工作性质

根据肌的收缩特征与力的作用，肌工作的性质可分为动力性工作与静力性工作两大类。

（一）动力性工作

动力性工作指肌收缩产生肌张力，肌的长度、肌拉力角度与方向、骨杠杆的位置发生变化，使运动环节相对于身体发生位置的变化或位移的工作。动力性工作可分为向心工作与离心工作两类。

1. 向心工作

向心工作指肌收缩产生的肌力矩大于阻力矩，肌纤维收缩变短克服阻力做功，使运动环节朝向肌拉力方向运动的工作，又称克制工作。如踢前腿时，髋关节做屈的动作时髂腰肌和股直肌的工作就是向心工作。

2. 离心工作

离心工作指肌收缩产生的肌力矩小于阻力矩，肌纤维在此过程中渐渐被拉长，运动环节朝向肌拉力相反的方向运动的工作，又称退让工作。如在俯卧撑动作的下降阶段中，肱三头肌的工作性质就是离心工作。

在芭蕾舞脚尖擦地时，动力腿移离身体中心和脚尖，小腿的肌肉收缩变短做向心工作；脚回到起点（准备动作），特别是跳跃着地时，小腿的肌肉拉长，小腿的肌肉做离心工作。肌肉的离心收缩有助于身体在下落时减速，舞者在为了跳得更高而增加腿部力量的同时，也需要控制好力量，这样既能使落地阶段的动作顺利而协调，又能起到缓冲作用避免受伤。

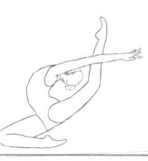

（二）静力性工作

静力性工作指肌收缩产生的肌力矩等于外力矩，使环节固定以保持一定的动作姿势时完成的工作。如芭蕾舞者立脚尖并保持姿势时，腿部的所有肌肉都是等长收缩，先是经过向心收缩动作把身体直立起来，然后保持等长收缩。根据平衡外力矩的情况可分为支持工作、加固工作与固定工作。

1. 支持工作

肌收缩或拉长到一定程度后，长度保持不变，肌收缩产生的肌力矩与阻力矩相等，使运动环节保持一定姿势的工作称为支持工作。如直膝控旁腿时，动力腿的髂腰肌、阔筋膜张肌、臀大肌等保持髋关节外展、外旋时，其工作性质是支持工作。

2. 加固工作

当外力（包括重力）使各运动环节之间产生离散趋势时，肌收缩保持一定的紧张度，防止关节在外力作用下断离的工作称为加固工作。如直膝控旁腿时，动力腿的膝关节周围的肌保持一定的紧张度，防止膝关节断离所做工作是加固工作。

3. 固定工作

肌收缩使相邻环节在关节处互相靠紧的工作称为固定工作。如直膝控旁腿时，主力腿的膝关节周围的肌做的工作是固定工作。

十二、多关节肌的工作特点及其应用

肌的起止点只跨过一个关节的肌叫单关节肌。多关节肌是指起止点跨过两个或两个以上关节的肌，如股直肌、股后肌群等。单关节肌仅作用于一个关节，具有发力集中的特点，也是关节产生独立运动的基础。多关节肌工作时若仅作用于一个关节，则具有收缩发力大、引起环节运动幅度大的优势；若同时作用于两个或两个以上关节时，则存在力量性"主动不足"与伸展性"被动不足"现象（图4-12）。

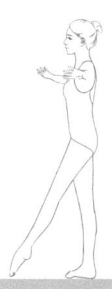

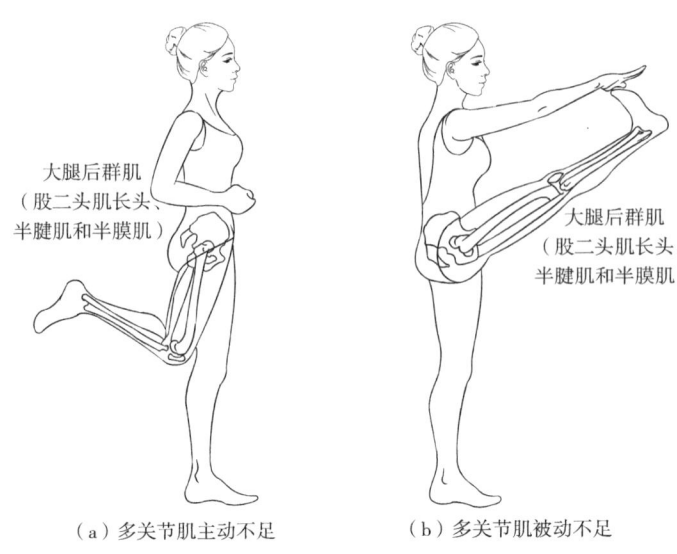

图 4-12 多关节肌主动不足与被动不足示意图

（一）主动不足

"主动不足"指多关节肌收缩时，若已作用于其跨过的一个关节，则对其他关节不能充分发挥作用的现象。如屈肘屈肩时，上臂前侧肌群用力屈肘后，屈肩无力；伸肘伸肩时，上臂后侧肌群用力伸肘后，伸肩无力；屈膝伸髋时，股后肌群用力屈膝后，伸髋无力；直膝屈髋时，股直肌用力伸膝后，屈髋无力。

（二）被动不足

"被动不足"指多关节肌在其跨过的一个关节被伸展拉长后，在其他关节不能被充分伸展拉长的现象。如屈肘屈肩时，上臂后侧肌群在肘关节后面被拉长后，在肩关节后面被拉长的幅度受限；伸肘伸肩时，上臂前侧肌群在肘关节前面被拉长后，在肩关节前面被拉长的幅度受限；屈膝伸髋时，股直肌在膝关节前被拉长后，在髋关节前被拉长的幅度受限；直膝屈髋时，股后肌群在膝关节后面被拉长后，在髋关节后面被拉伸的幅度受限。

在舞蹈训练实践中，对于多关节肌的力量和柔韧训练，可以遵循循序渐进原则，早期避免多关节肌的主动不足与被动不足的现象，如在搬前腿时，先练习吸搬腿，再

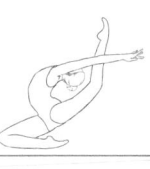

练习直搬腿,最后练习踢搬腿;对于多关节肌处于主动不足与被动不足的舞蹈技术技巧动作,如摆腿跳的前腿,大腿前侧股四头肌主动不足,大腿后侧股二头肌、半腱肌和半膜肌被动不足,可以通过加强大腿前后侧肌肉在"两个不足"的状态下的力量训练,以满足舞蹈动作的要求。

第二节 躯干肌

躯干肌指附着在躯干骨上的肌,大多扁而阔。按部位分为颈肌、背肌、胸肌、腹肌、膈和会阴肌(包括盆肌)。

一、颈肌

颈肌分浅层、中层和深层三群。

(一)颈浅层肌群

包括颈部皮下最浅层的颈阔肌和两侧的胸锁乳突肌。

胸锁乳突肌(sternocleidomastoid)(图4-13)位于颈部两侧的浅层皮下,呈扁条柱状,从胸廓前正中部斜向后外上,转头时清晰可见。起于胸骨柄和锁骨胸骨端,止于颞骨乳突。下固定时,一侧收缩,使头向同侧倾斜,并转向对侧;两侧收缩时,使颈段脊柱屈,并根据肌拉力线经过寰枕关节额状轴的前方或后方,决定头屈或伸。上固定时,可上提胸廓,辅助吸气。

舞蹈呼吸"提沉"练习中需要该肌肉的参与,摩登舞中女舞者头颈部的姿态要求该肌肉保持持续收缩。

"仰卧负重颈屈伸"和"直立负重颈屈伸"等练习可发展胸锁乳突肌的力量,"头侧屈"等练习可发展该肌的伸展性。

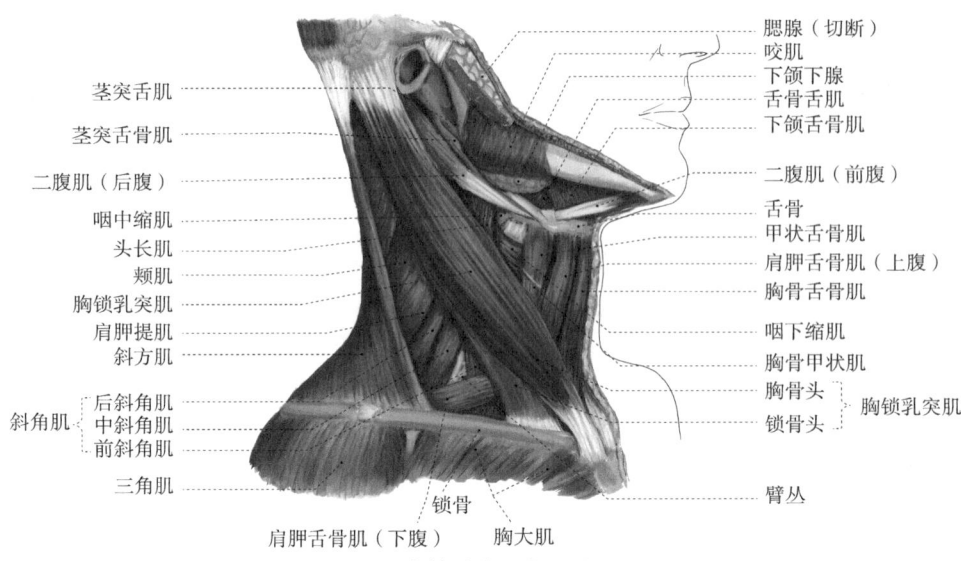

图 4-13 胸锁乳突肌与颈中层肌群

（二）颈中层肌群

颈中层肌群指**舌骨肌**（mylohyoid）附着于舌骨上，参与舌骨运动，具有吞咽、搅拌食物等作用。又分为舌骨上、下肌群。参与舌骨和下颌骨活动，配合吞咽和发音（图 4-13）。

（三）颈深层肌群

颈深层肌群可分为内侧群与外侧群，位于脊柱颈段前外侧，可使头屈或侧屈（图 4-14）。

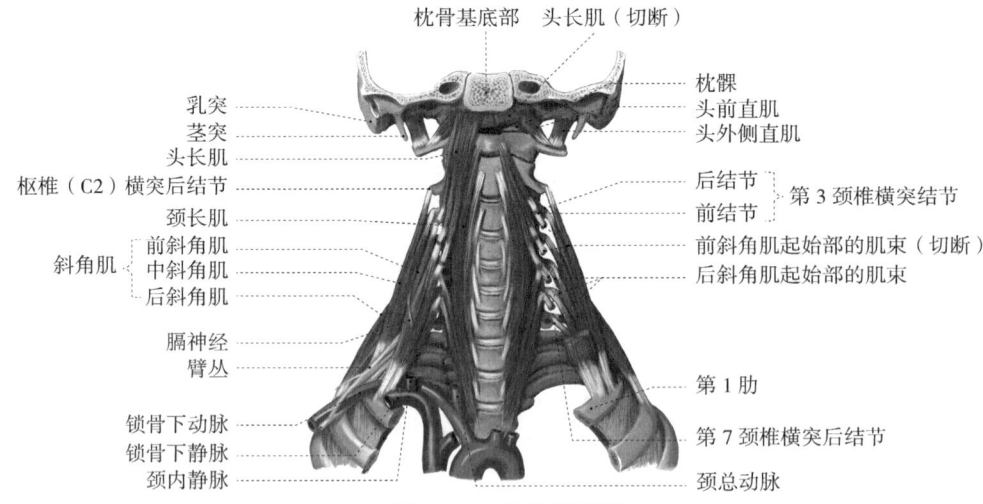

图 4-14 颈深层肌群

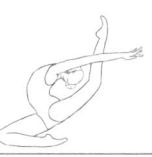

二、背肌

背肌是位于躯干后面的肌群。背肌的数目众多,分层排列,可分为浅、深两群。浅层主要为阔肌,如斜方肌、背阔肌、肩胛提肌和菱形肌,它们起自脊柱的不同部位,止于上肢带骨或肱骨;深层位于棘突两侧的脊柱沟内,可分为数层,浅层有夹肌、竖脊肌,深层为节段性比较明显的肌群,能运动相邻的椎骨,也能加强椎骨间的连结。

(一)背浅肌

(1)**斜方肌(trapezius)**(图 4-15)位于项部和背上部皮下,一侧呈三角形扁肌,左右两侧相合构成斜方形。起于枕外隆凸、项韧带、第 7 颈椎和全部胸椎的棘突,止于锁骨外侧 1/3、肩峰和肩胛冈。近固定收缩时,上部纤维的拉力朝向内上方,其旋转分力使肩胛骨上提、后缩、上回旋;中部纤维的拉力水平向内,使肩胛骨后缩;下部纤维的拉力朝向内下方,其旋转分力使肩胛骨下降、后缩、上回旋。三部纤维同时收缩,使肩胛骨后缩和上回旋。远固定时,单侧收缩使头和脊柱向同侧屈和向对侧回旋;双侧同时收缩使头和脊柱伸直。儿童少年要注意发展斜方肌和伸脊柱肌的力量,以预防和矫正驼背。

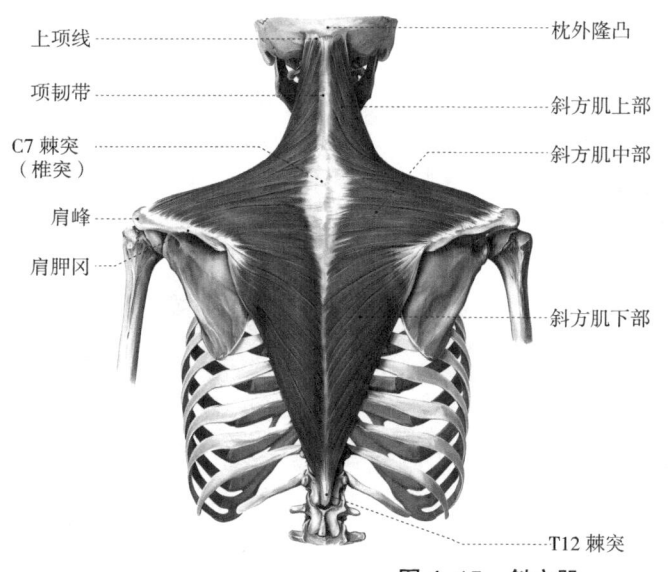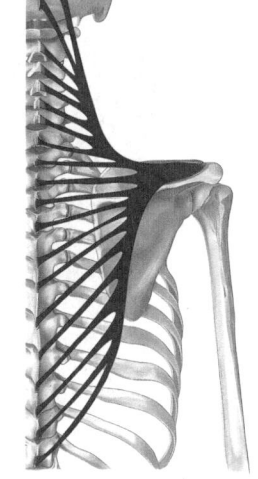

图 4-15 斜方肌

舞蹈"耸肩"动作需要该肌肉上部肌束的收缩,"沉肩"动作需要该肌肉下部肌束的收缩;古典舞身韵动作中"腆"与斜方肌的力量有关(图4-16),"含"与斜方肌的伸展性有关。

"俯卧飞鸟""持哑铃扩胸"等练习可发展斜方肌的力量。采用"头侧屈""双手体前交叉"等练习可发展该肌的伸展性。

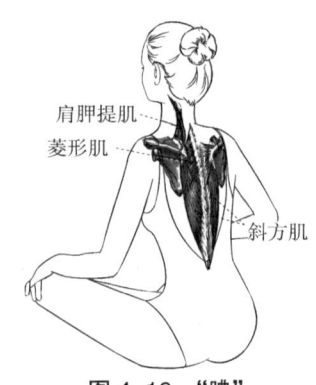

图4-16 "腆"

(2)**背阔肌**(latissimus dorsi)(图4-17)位于腰背部和胸部后外侧皮下,呈扇形,为全身最大的扁阔肌,该肌上内侧部被斜方肌遮盖,肌束呈放射状排列,由内下斜向外上方集中。起于第6胸椎至骶骨的所有椎骨棘突、髂嵴和下位两肋外面,纤维向外上前方集中,止于肱骨小结节嵴。近固定收缩时,使上臂伸、内收、旋内;两上臂处于上举位时,远固定收缩,则拉引躯干向上臂靠拢(引体向上)或提肋助吸气。

舞蹈"沉肩"动作、"胸腰练习"等需要该肌肉的收缩参与;中国古典舞"旁提"舞姿的动作要求与背阔肌的力量有关(图4-18)。

"直臂向后拉弹力带""引体向上"等练习可发展背阔肌的力量。"耗肩""甩肩"等练习可发展背阔肌的伸展性。

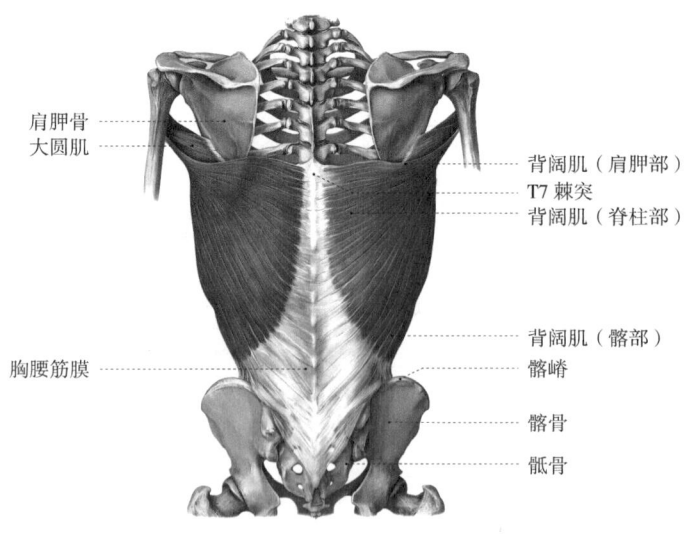
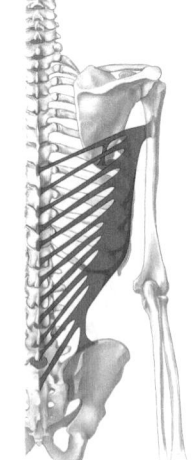

图4-17 背阔肌

第四章 骨骼肌

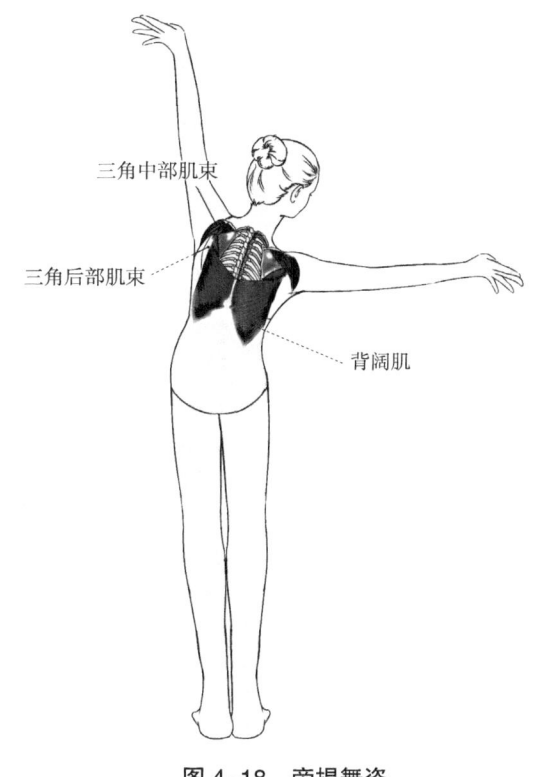

图 4-18　旁提舞姿

（3）**肩胛提肌**（levator scapulae）（图 4-19）位于斜方肌上部深层，为带状长方形肌。起于上位四个颈椎的横突，肌纤维向后外下方，止于肩胛骨上角。近固定收缩时，使肩胛骨上提和下回旋；远固定时，单侧收缩使脊柱颈段（带动头部）向同侧屈和回旋，双侧收缩使脊柱颈段伸。

舞蹈中"耸肩"动作的完成需要该肌肉收缩参与；"亮相""留头甩头"等头部动作的质感与该肌肉的力量有关。

"持哑铃耸肩""负重提拉肩颈"等练习可发展肩胛提肌的力量。

（4）**菱形肌**（rhomboideus）（图 4-19）位于斜方肌深层，为一对呈菱形的扁肌。肌束从内上方向外下方斜行，可分为上部的小菱形肌和下部的大菱形肌。起于下两个颈椎和上四个胸椎的棘突，纤维向外下行，止于肩胛骨的脊柱缘。近固定时，使肩胛骨上提、后缩和下回旋；远固定时，两侧收缩使脊柱伸。

芭蕾舞者躯干的基本姿态要求菱形肌持续收缩，保持肩胛骨的稳定性，肩胛骨内

109

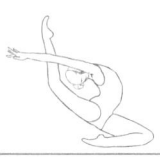

侧缘靠近脊柱，且贴近胸廓。

"弹力带肩胛后缩动作""哑铃俯身飞鸟""坐姿划船"等练习可发展菱形肌的力量。

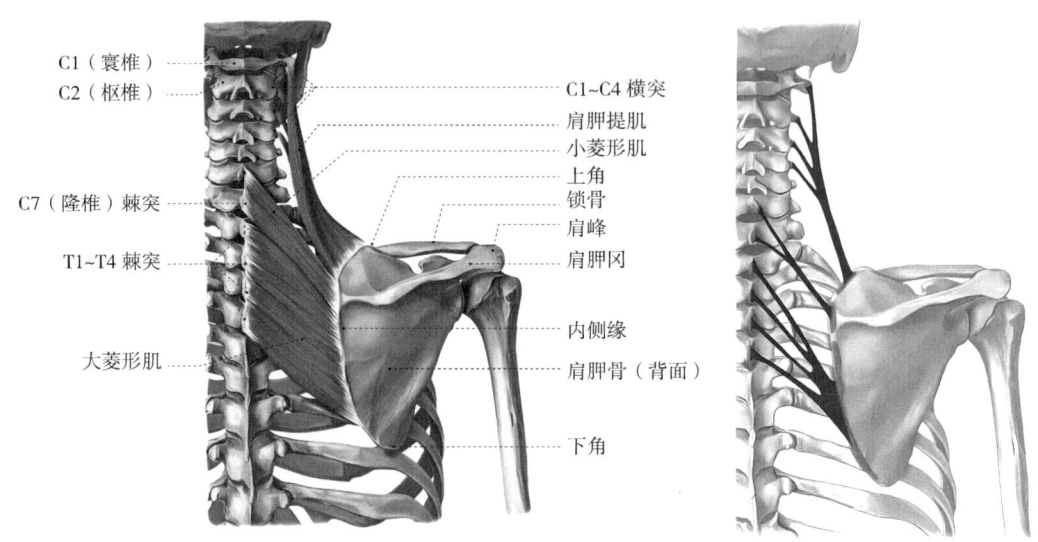

图 4-19 肩胛提肌和菱形肌

（二）背深肌

（1）**竖脊肌**（erector spinae）（图 4-20）位于棘突两侧，填充于全部棘突和横突的沟槽内，并在背部棘突旁呈现两条宽厚的纵行隆起，使中线上原本突出的棘突反而深陷其中，两侧竖脊肌之间形成一凹槽。在活体上易于触摸竖脊肌，其纵贯脊柱颈、胸、腰段背侧，上宽下窄。自骶骨到颅底，分为棘肌（内侧）、最长肌（中间）和髂肋肌（外侧）三部分。起于骶骨背面、髂嵴后部、腰椎棘突和胸腰筋膜，止于颈椎和胸椎的棘突、横突、颞骨乳突和肋骨的肋角。下固定时，两侧收缩使头和脊柱伸，一侧收缩使脊柱侧屈。上固定时，两侧收缩使脊柱后伸并带动下肢后摆；一侧收缩使脊柱侧向运动，完成下肢腾空的侧摆运动。

舞蹈基本功"下腰"动作与竖脊肌的力量有关；中国古典舞"含"的动作与竖脊肌的柔韧性有关；芭蕾 cabriole 动作（侧向空中打腿跳）的躯干部分需要单侧竖脊肌收缩完成。

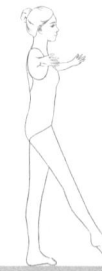

第四章 骨骼肌

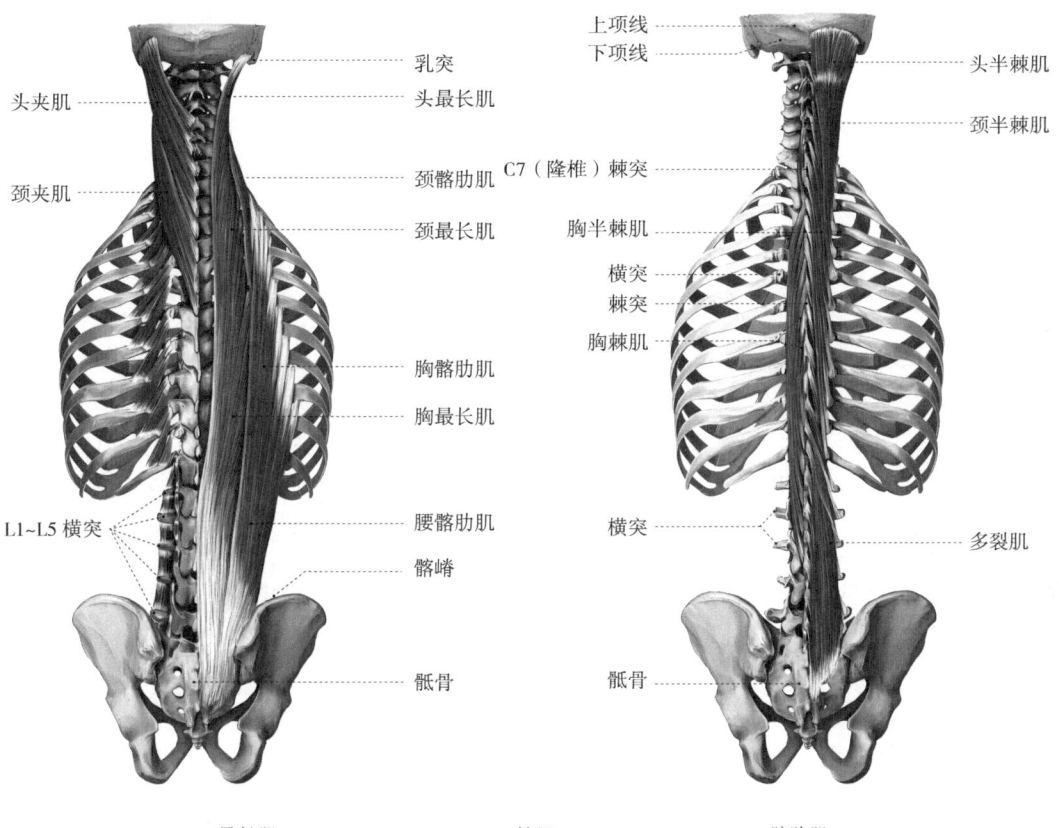

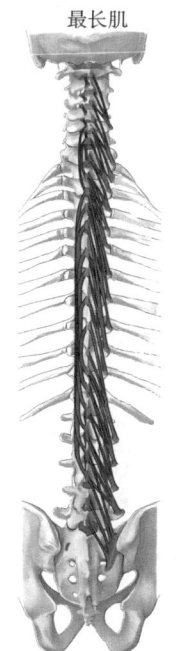
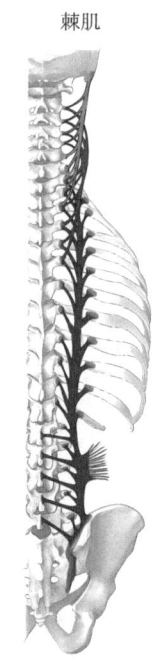
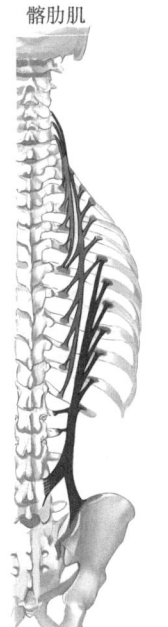

图 4-20 竖脊肌与夹肌

"背起"（图 4-21）、"俯卧两头起""背肌山羊挺身"等练习可发展竖脊肌的力量。采用"体前屈""回腰"等练习可发展竖脊肌的伸展性。

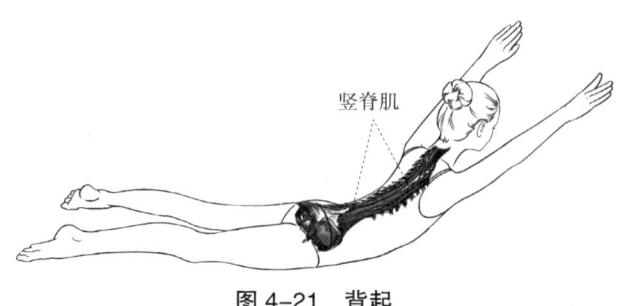

图 4-21 背起

（2）**夹肌**（splenius）（图 4-20）位于斜方肌、菱形肌等深面，上位的胸椎和颈椎两侧，分为头夹肌和颈夹肌两部分。夹肌起于第 3 颈椎以下至第 6 颈椎的棘突，纤维向外上行，止于上 3 颈椎横突，头夹肌止于颞骨乳突。下固定时，一侧收缩使头颈向同侧屈和回旋，两侧同时收缩使头颈后伸。辅助练习同竖脊肌。

三、胸肌

胸肌可分为胸上肢肌和胸固有肌。胸上肢肌均起自胸廓外面，止于上肢带骨或肱骨，包括胸大肌、胸小肌和前锯肌等。胸固有肌起、止点都在胸廓上，包括肋间外肌、肋间内肌和胸横肌等。

（一）胸上肢肌

（1）**胸大肌**（pectoralis major）（图 4-22）位于胸前皮下，位置表浅，覆盖胸廓前壁的大部，为多羽状房形扁肌，宽而厚。起于锁骨内侧半、胸骨侧缘和第 1～6 肋软骨、腹直肌鞘前壁，纤维向外后方集

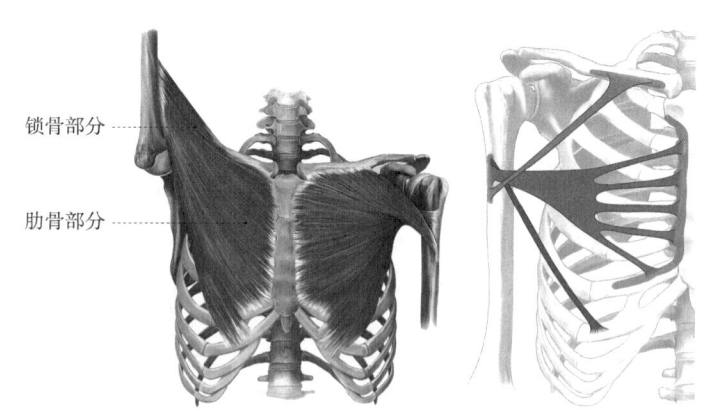

图 4-22 胸大肌

中,止于肱骨大结节嵴。近固定收缩时,向内前拉引肱骨使上臂屈、内收和旋内;远固定收缩时,拉引躯干向上臂靠拢,如引体向上动作,或提肋助吸气。

舞蹈动作中"收""含"的要求与胸大肌的力量有关;"展"的要求与胸大肌的伸展性有关。

"卧推""俯卧撑""引体向上"等练习可发展胸大肌的力量。"扩胸""压肩"等练习可发展胸大肌的伸展性。

(2) **胸小肌**(pectoralis minor)(图4-23)位于胸前胸大肌深层,呈三角形扁肌。起于第3~5肋骨的前面,纤维向外后上方行,止于肩胛骨喙突。近固定收缩时,使肩胛骨前伸、下降和下回旋;远固定收缩时,能提肋助吸气。

舞蹈"沉肩"的动作要求与该肌的力量有关;呼吸"提沉"练习中主动呼吸需要胸小肌的参与。

"平推""俯卧撑"等练习可发展胸小肌的力量。"扩胸""单手握把杆向对侧转体"等练习可发展胸小肌的伸展性。

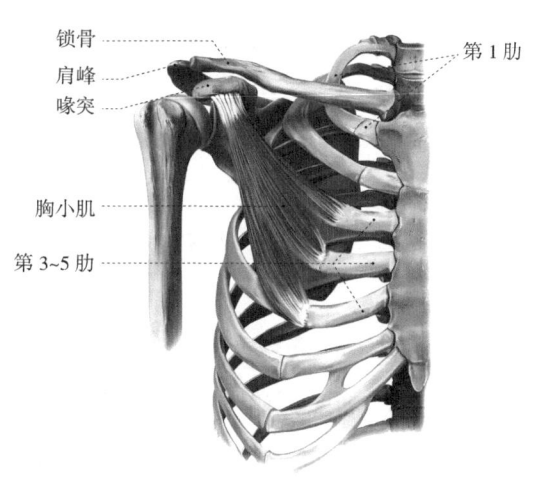

图4-23 胸小肌

(3) **前锯肌**(serratus anterior)(图4-24)位于胸廓的外侧面浅层,上部被胸大肌和胸小肌遮盖,呈锯齿状的扁肌。起于上位8~9肋骨的外侧面,纤维斜向上后内方,止于肩胛骨的内侧缘和下角的前面。近固定收缩时,拉力向前外下方,其分力可使肩胛骨前伸、上回旋、下降;远固定收缩时,能提肋助吸气。

舞蹈中肩胛骨的稳定性十分重要，与前锯肌的力量有关，该肌收缩可使肩胛骨贴近胸廓，防止出现肩胛骨外翻的不良姿态。

"平板支撑"（图4-25）、"俯卧撑"等练习可发展前锯肌的力量。"扩胸"或"单手握把杆向对侧转体"等练习可发展前锯肌的伸展性。

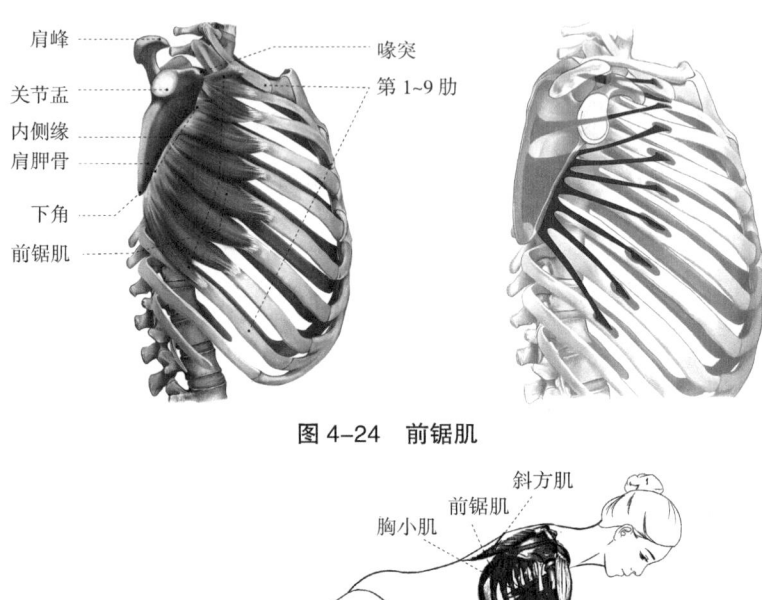

图4-24　前锯肌

图4-25　平板支撑

（二）胸固有肌

分为肋间外肌与肋间内肌。**肋间外肌**（intercostales externi）（图4-26）位于肋间隙内浅层，为扁肌；**肋间内肌**（intercostales interni）（图4-26）位于肋间外肌深面，肌纤维方向与肋间外肌相交叉。前部肌束到达胸骨外侧缘，后部肌束只到肋角，自此向后为肋间内膜代替。肋间外肌与肋间内肌均为11对。肋间外肌起于上位肋骨下缘，前部肌纤维斜向内下方，止于下位肋骨上缘；肋间内肌起于下位肋骨上缘，前部肌纤维斜向内上方，止于上位肋骨下缘。上固定时，肋间外肌与肋间内肌收缩可以上提肋骨使胸廓矢状径和额状径增大，引起吸气；下固定时，肋间外肌与肋间内肌收缩可以使肋骨下降，引起呼气。

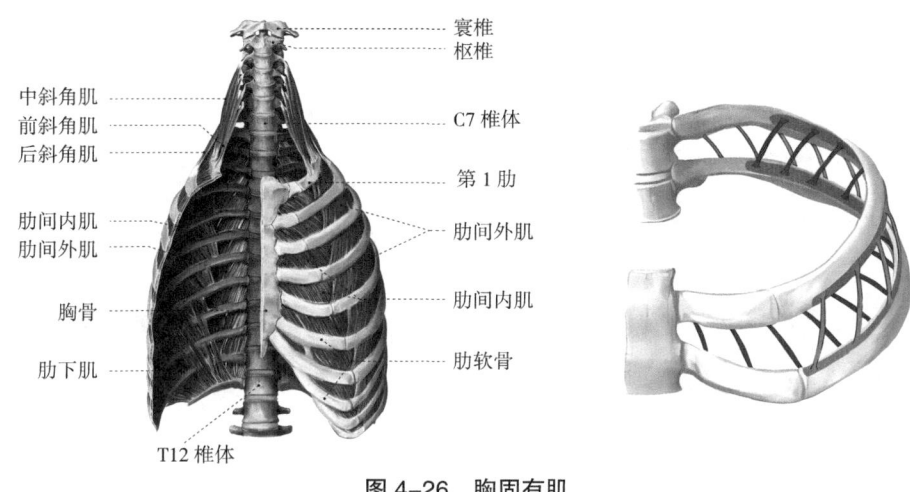

图 4-26 胸固有肌

肋间外肌、肋间内肌是固有呼吸肌群。由肋间肌收缩引起的呼吸形式，称胸式呼吸，女性较明显。以膈活动为主的呼吸称为腹式呼吸，男性较为明显。通常情况下，人们的呼吸形式属于混合型。

舞蹈的动作表现与呼吸节奏的处理高度相关，如跳起动作、拧转动作的完成。

四、膈

膈（diaphragm）（图 4-27）位于胸腹腔之间，封闭胸廓下口，既为胸腔的底，又为腹腔的顶，是向上膨隆的穹隆形扁薄阔肌，其肌纤维在周围，附着在下位肋骨、腰椎和胸骨剑突，中央为肌腱，称中心腱。膈上有 3 个裂孔，即主动脉裂孔、食管裂孔和腔静脉孔，为相应管道所穿行。膈的前部起于胸骨剑突后面，膈的两侧起于下位 6 对肋骨的内侧面，膈的后部起于上位 3 个腰椎体前面，止于中心腱。膈收缩时，穹隆顶可下降 1~3cm，使胸廓垂直径增大，引起吸气，与此同时腹腔容积减少，腹压增大，所以膈肌是呼吸肌，也是腹压肌。膈穹隆顶下降程度最大可达 6~10cm。

腹式呼吸主要与膈肌的力量有关，可通过瑜伽、普拉提等的呼吸练习提高膈肌的力量。舞蹈中要注意利用腹式呼吸来增加动作表现力，如古典舞的"双山膀"手位（图 4-28）。

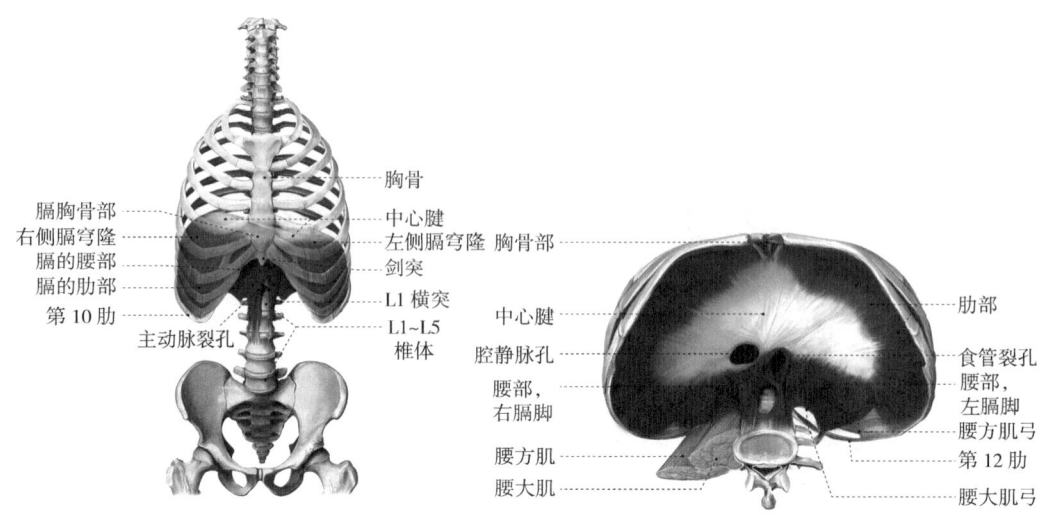

图 4-27 膈肌

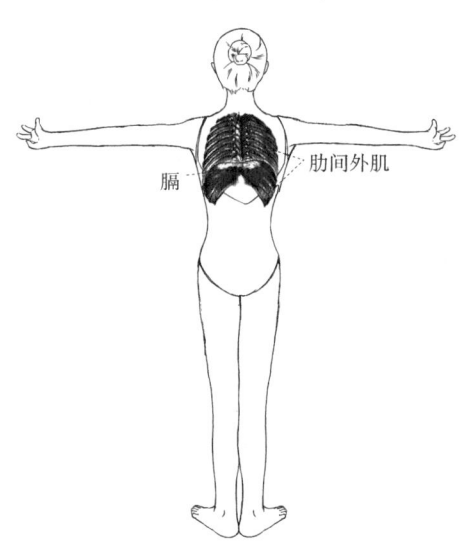

图 4-28 双山膀

五、腹肌

腹肌上附着于胸廓，下附着于骨盆，腹前壁、侧壁和后壁的大部分均由膜肌构成。腹前壁有一对纵行的直肌，两侧是 3 层宽阔的扁肌，这 3 层肌的肌束方向彼此交叉，并在股前壁处形成广阔的腱膜。腹肌位于胸廓与骨盆之间，是腹壁的主要组成部分，按部位分为前外侧群和后群。前外侧群包括腹直肌、腹外斜肌、腹内斜肌和腹横肌；后群是腰方肌。

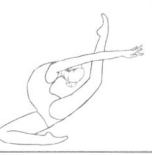

（一）腹直肌

腹直肌（rectus abdominis）（图 4-29）位于腹前壁正中线两侧的腹直肌鞘内，形状扁而长，被 3~4 条横行的腱划分为多个上宽下窄的肌腹。腱划由致密结缔组织构成，周围被腹直肌鞘包裹，腹直肌鞘可防止腹直肌在收缩时移位。腹直肌的前方腱划与腹直肌前壁相连，腹直肌后方腱划不明显，未与腹直肌鞘后层愈合。腹直肌起于耻骨联合上缘和耻骨嵴，止于胸骨剑突和第 5~7 肋软骨前面。下固定时，腹直肌两侧收缩，牵拉胸廓向骨盆靠拢使脊柱腰段屈，如仰卧起坐动作，另外，还有降肋，具有协助呼气的作用；上固定时，腹直肌两侧收缩使骨盆后倾，如仰卧位直抬腿；无固定时，腹直肌两侧收缩，如仰卧两头起收腹动作，腹直肌一侧收缩使脊柱腰段向同侧侧屈。

中国古典舞"飞脚""趱步"等技术技巧动作与腹直肌的力量有关；"旁提""下旁腰"等动作需要单侧腹直肌收缩完成；"下腰"动作与腹直肌的伸展性有关；此外，强化腹直肌的力量可以有效提高舞者的核心稳定性。

"平板支撑""斜板仰卧起坐""弹力带侧弯""下斜仰卧举腿"等练习可发展腹直肌的力量。"趴地卷腰""跪下腰"等练习可发展腹直肌的伸展性。

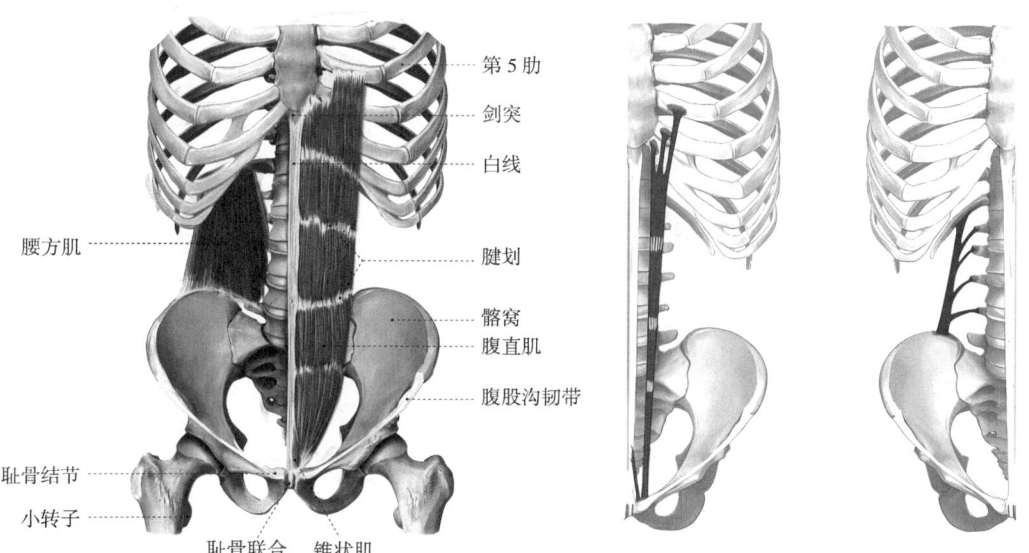

图 4-29　腹直肌和腰方肌

（二）腹外斜肌

腹外斜肌（obliquus externus abdominis）（图4-30）位于腹壁前外侧面浅层，为宽阔的扁肌，肌纤维由外上斜向前内下，左右两侧的腹外斜肌呈"V"字形，侧后方与背阔肌的肌齿交错，腹外斜肌肌腱还经过腹直肌的前面，参与腹直肌鞘前壁的组成。起于第5~12肋外侧面，纤维向前内下方斜行，一部分肌纤维止于髂嵴，大部分肌纤维止于腹直肌外缘，移行为腱膜并构成腹直肌鞘。腱膜下缘卷曲增厚形成腹股沟韧带，架在髂前上棘和耻骨结节之间，其余大部分腱膜于腹正中线与对侧纤维交错，形成腹白线。上固定时单侧收缩可使骨盆和脊柱向同侧侧屈并向同侧回旋；下固定时单侧收缩可使脊柱向同侧屈，并向对侧回旋。其余功能与腹直肌相同。

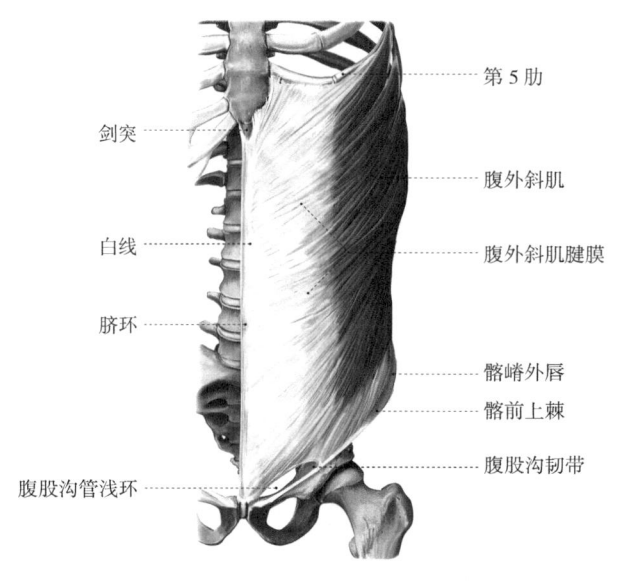
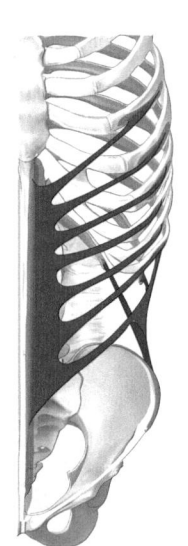

图4-30 腹外斜肌

（三）腹内斜肌

腹内斜肌（obliquus internus abdominis）（图4-31）位于腹外斜肌深面，被腹外斜肌所遮盖，为宽阔的扁肌。肌纤维由后外下斜向前内上，左、右两侧的腹内斜肌纤维呈"八"字形。同侧的腹内斜肌与对侧的腹外斜肌肌纤维方向一致，在转体动作中相互协助。起于胸腰筋膜、髂嵴和腹股沟韧带外侧2/3，大部分肌纤维向内前上方斜行，在腹直肌外缘移行为腱膜，参与构成腹直肌鞘前、后壁和腹白线，其余部分肌纤维止于第 10～12 肋。下固定时，一侧收缩脊柱向同侧屈和转动（这时它与对侧的腹外斜肌共同完成向同侧的转体运动）；上固定时，一侧收缩骨盆和脊柱向同侧屈和向对侧转动。其余机能与腹直肌相同。

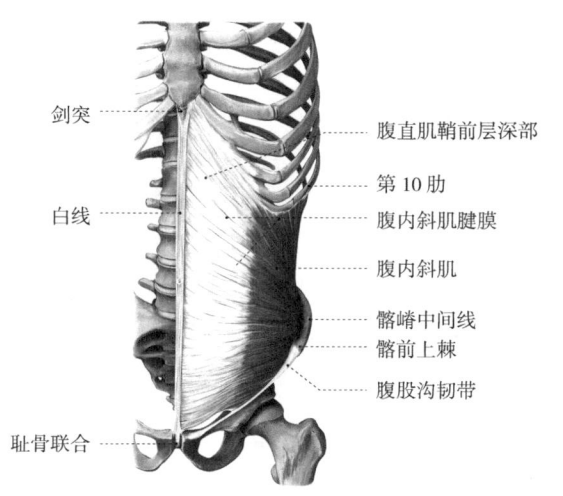

图 4-31　腹内斜肌

中国古典舞"横拧"组合动作需要腹内斜肌和腹外斜肌的协同收缩来完成；舞姿动作"大掰步"（图 4-32）、"卧鱼"，身法动作"云间转腰"等与腹内斜肌和腹外斜肌的力量有关；此外，强化腹内斜肌和腹外斜肌的力量可以有效提高舞者的核心稳定性。

"弹力带抗阻转腰""仰卧起坐肘触膝"等练习可发展腹内斜肌和腹外斜肌的力量。"直立扭腰""趴地卷腰""跪下腰"等练习可发展腹外斜肌的伸展性。

（四）腹横肌

腹横肌（transversus abdominis）（图 4-33）

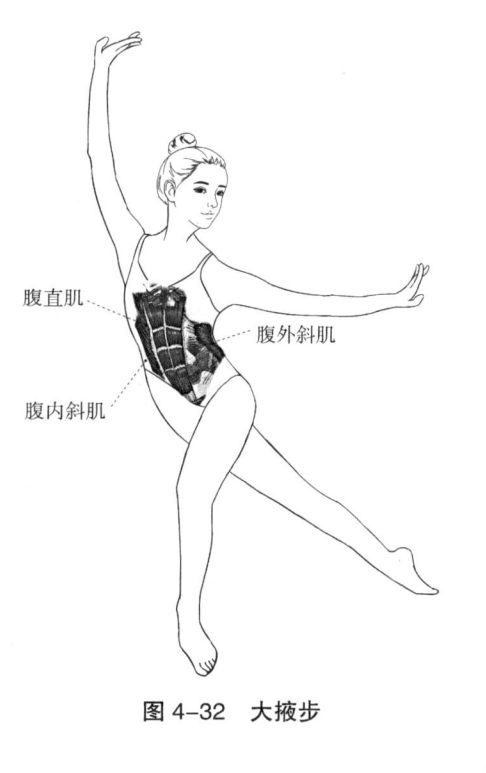

图 4-32　大掰步

位于腹内、外斜肌深层，为扁阔肌。起于第 7～12 肋软骨内面、胸腰筋膜、髂嵴和腹股沟韧带外侧，肌纤维横行，位于腹白线。其腱膜参与组成腹直肌鞘后壁。具有维持腹压的作用。

舞者的核心稳定性与腹横肌的力量有关。腹式呼吸可发展腹横肌的力量。

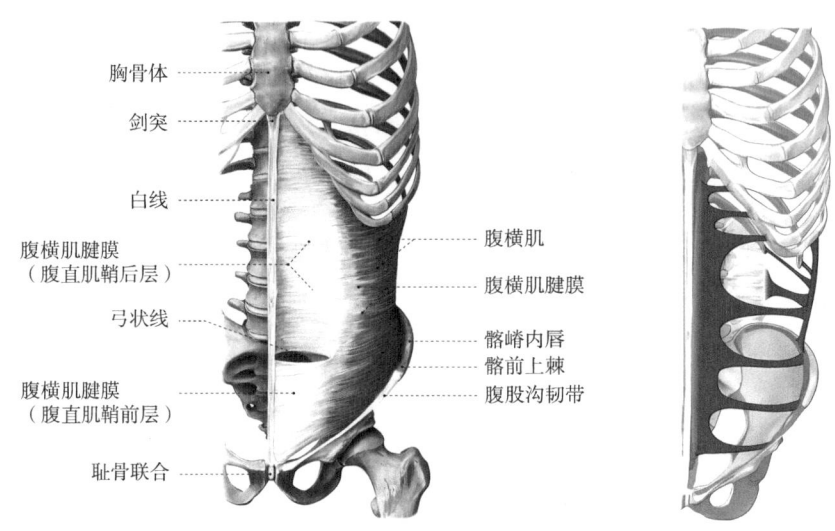

图 4-33　腹横肌

（五）腰方肌

腰方肌（quadratus lumborum）（图 4-29）位于腹腔后壁、脊柱两侧，为不规则的四方形扁肌。起于髂嵴后部和第 2～5 腰椎横突，止于第 12 肋、第 12 胸椎体和第 1～4 腰椎横突。下固定，一侧收缩时使脊柱向同侧侧屈；两侧收缩时有降肋辅助呼气、维持腹压和加固腰部椎间关节的作用。

舞蹈跳跃类动作要求"提胯"，身体重心上移，与腰方肌和腹肌的协同收缩力量有关。

"负重体侧屈"等练习方法可发展腰方肌的力量。

六、腹前壁的某些结构

腹前壁的某些结构主要指腹腔壁的一些薄弱结构，包括股直肌鞘、腹股沟管、股管和白线等。

（一）腹直肌鞘

腹直肌鞘（sheath of rectus abdominis）（图 4-34）是包裹腹直肌的鞘状结构。分为前、后两壁，由腹外斜肌、腹内斜肌和腹横肌的腱膜构成。

（二）白线

白线（linea alba）（图 4-34）是位于腹前壁正中线上，左右腹直肌鞘之间，由两侧的腹内、外斜肌和腹横肌腱膜的纤维互相交织而成的结构，连于剑突和耻骨联合之间。在白线上交织的结缔组织纤维束间，部分人群留有明显的裂隙；白线中点有胎儿期脐血管通过留下的疏松疤痕组织区，是易发生白线疝和脐疝的部位。

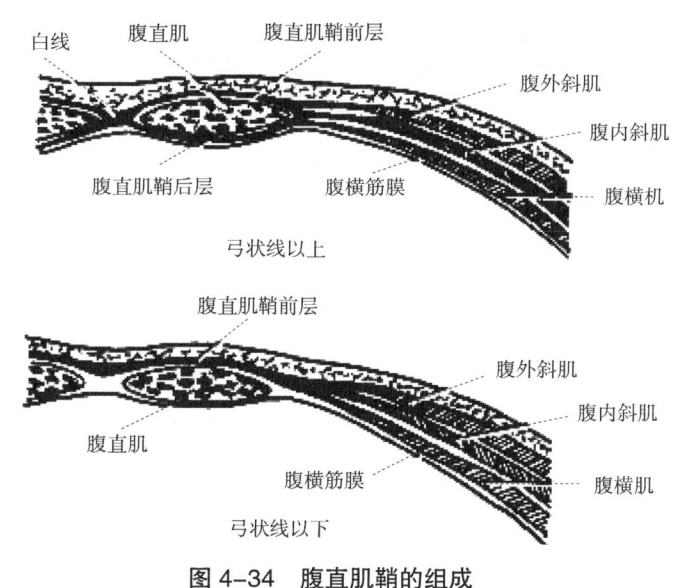

图 4-34 腹直肌鞘的组成

身体虚弱者或重病患者恢复期在劳动（舞蹈）运动中用力过大时，由于腹压增大，腹腔内脏器官可能由腹壁薄弱部位突出形成疝。腹股沟管和白线均为薄弱部位。因此，在舞蹈练习中对体弱者、产妇、重病康复者及儿童少年，要尽量避免安排腹压过大的练习。经常参加舞蹈锻炼有助于增强腹壁薄弱部位的弹性，加强对腹内压的抵抗能力，从而防止疝的发生。

（三）腹股沟管

腹股沟管（inguinal canal）（图4-35）位于腹前外侧壁下方，在腹股沟韧带内侧半的上方与各层腹肌之间的一个斜行裂隙，长约4.5cm。管内有男性精索或女性子宫圆韧带通过。身体虚弱者或重病患者恢复期，在腹压过大时腹腔内的脏器可经此管膨出，形成疝。

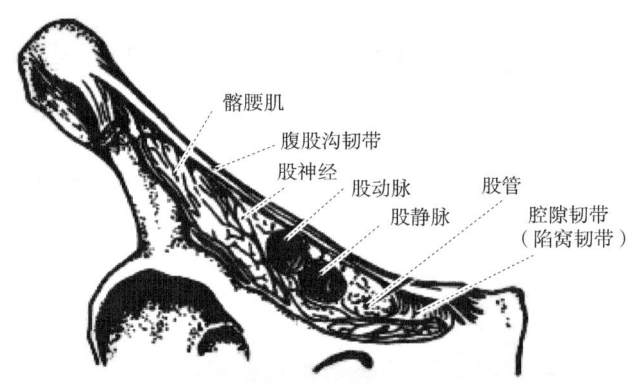

图4-35 腹股沟韧带及相关结构示意

七、会阴肌

会阴肌（perineal muscle）（图4-36）是封闭小骨盆出口处肌的总称。按照所在的位置分为尿生殖三角肌群和肛门三角肌群。尿生殖三角肌群包括两层，浅层有会阴浅横肌、球海绵体肌和坐骨海绵体肌；深层有会阴深横肌和尿道括约肌，两肌均参与尿生殖膈的构成。肛门三角肌群包括肛提肌、尾骨肌和肛门外括约肌，前两肌参与盆膈的构成；后者为环绕肛门的骨骼肌，可随意括约肛门。在肛提肌和尾骨肌下面的两侧与闭孔内肌、臀大肌下缘之间有一对尖向上的楔形陷窝，称坐骨肛门窝，又称坐骨直肠窝。窝内充满脂肪组织，有会阴部的血管神经通过，此窝是脓肿的好发部位。

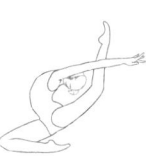

第四章　骨骼肌

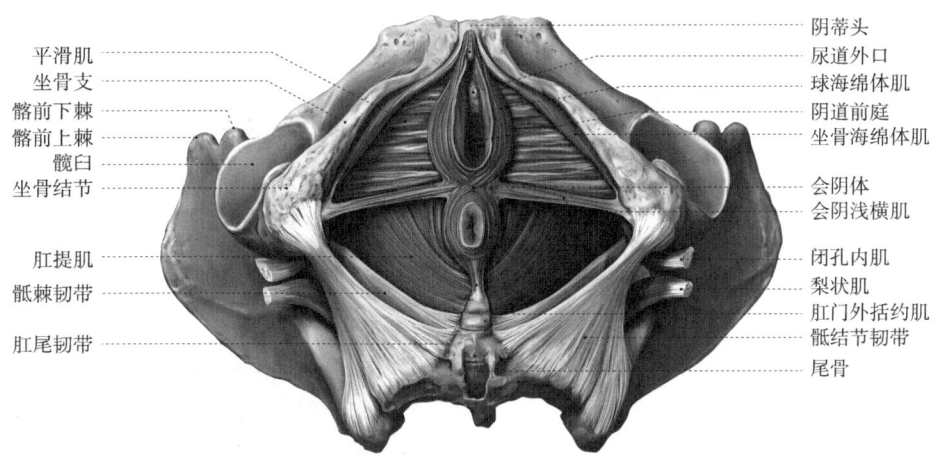

图 4-36　会阴肌（女性）

躯干肌按功能小结如表 4-2 所示。

表 4-2　躯干肌功能小结

作用部位	功能	肌的名称
脊柱	屈	胸锁乳突肌、腹直肌、腹外斜肌、腹内斜肌、髂腰肌（见下肢肌）
	伸	斜方肌、夹肌、竖脊肌
	侧屈	同侧的胸锁乳突肌、腹直肌、腹外斜肌、腹内斜肌、斜方肌、夹肌、竖脊肌、腰方肌、髂腰肌
	回旋	同侧的腹内斜肌、夹肌、肩胛提肌和对侧的腹外斜肌、胸锁乳突肌、斜方肌
	环转	屈脊柱肌、侧屈脊柱肌和伸脊柱肌依次收缩完成
运动胸廓的肌群	吸气	膈、肋间外肌、肋间内肌、胸大肌、胸小肌、背阔肌、前锯肌、胸锁乳突肌
	呼气	肋间外肌、肋间内肌、胸横肌、腹横肌、腹外斜肌、腹内斜肌、腹直肌、腰方肌
增加腹压的肌群		腹直肌、腹外斜肌、腹内斜肌、腹横肌、腰方肌、膈肌、会阴肌

第三节　头　肌

头肌包括面肌（表情肌）、咀嚼肌和舌骨肌 3 部分。

一、面肌

面肌（facial muscle）也称表情肌（图4-37），属于皮肌，分布在眼、口、鼻等周围，如额肌、眼轮匝肌、口轮匝肌、鼻肌、耳廓肌等。大多一端起于颅骨（或皮肤上），另一端止于

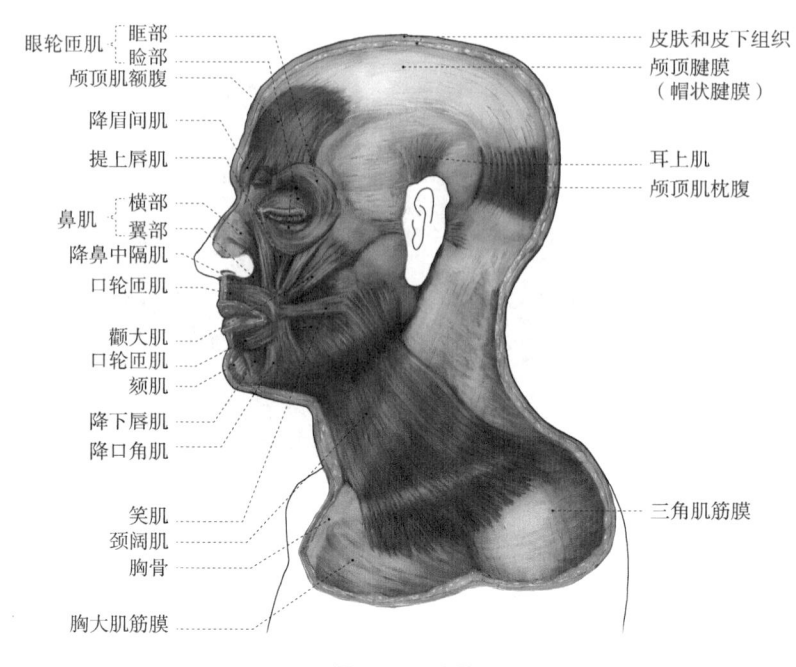

图4-37 面肌

皮肤，收缩时改变眼裂、口裂形状，使皮肤皱褶，呈现喜、怒、哀、乐、伤、恐等表情，对咀嚼、吸吮、吹奏和歌唱等活动也有显著作用，与舞者的艺术表现有关。

二、咀嚼肌

咀嚼肌（masticatory muscles）（图4-38）主要包括咬肌和颞肌，它们的一端止于下颌骨，收缩时活动下颌骨产生咀嚼运动。

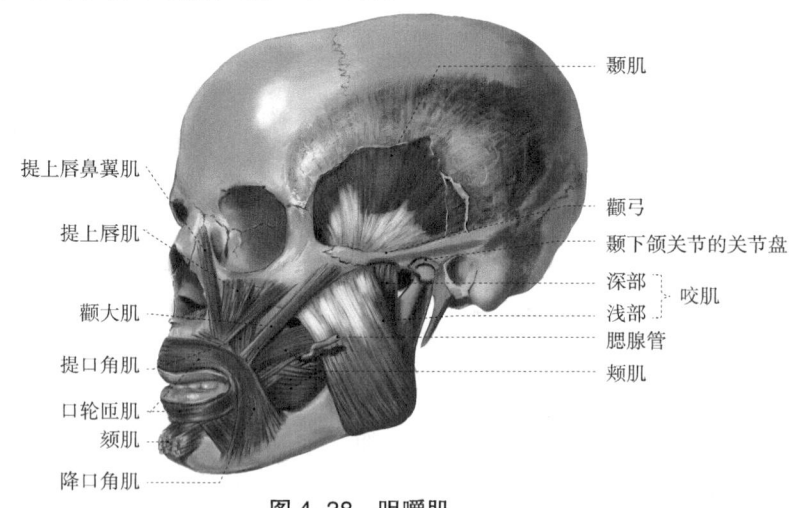

图4-38 咀嚼肌

第四节 上肢肌

上肢肌按部位的不同可分为肩带肌、上臂肌、前臂肌和手肌。

一、肩带肌

肩带肌包括三角肌、冈上肌、冈下肌、小圆肌、大圆肌和肩胛下肌。

（一）三角肌

三角肌（deltoid）（图4-39）位于肩部，呈三角形。分前、中、后3部。从前、后、外3个方向围绕肩关节，前部和后部的肌束为半羽肌，中部肌束为多羽肌。肩部的膨隆外形即由该肌形成。起于锁骨外侧端、肩峰和肩胛冈，止于肱骨体外侧的三角肌粗隆。近固定收缩时，前部肌纤维使上臂屈、内收、旋内；后部肌纤维使上臂伸、内收、旋外；中部纤维使上臂外展至水平位；整块肌收缩使上臂外展。

舞蹈中跳跃类、旋转类、翻身类的动作需要肩部配合带动完成，以提高技术动作的质量，这与三角肌的力量有关；双人舞中男舞者的"托举"动作的完成需要强化三角肌的力量。

"负重直臂侧上举""负重颈前推举"等练习可发展三角肌的力量。"体前双臂交叉"练习可发展三角肌的伸展性。

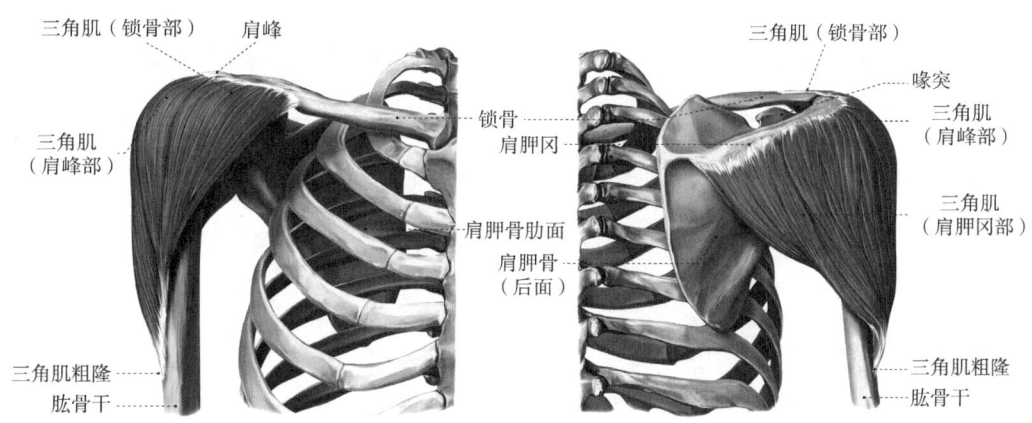

图4-39 三角肌

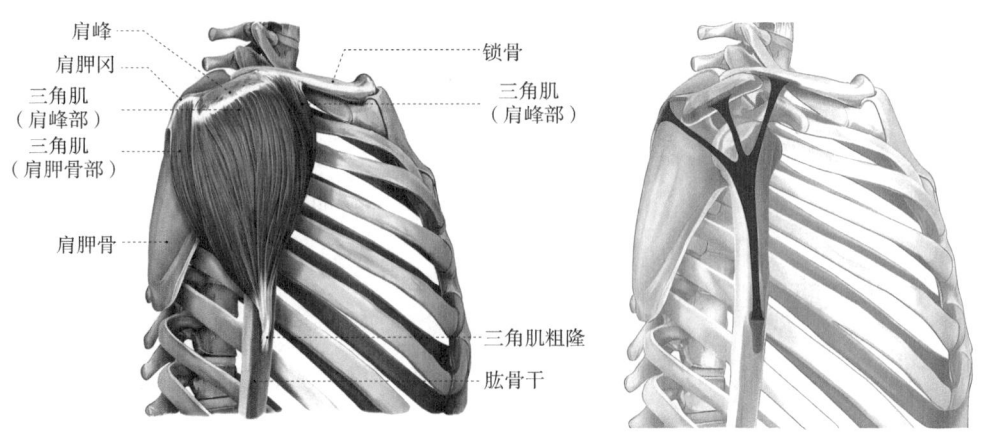

图 4-39 三角肌（续图）

（二）冈上肌

冈上肌（supraspinatus）（图 4-40）为羽状肌，位于冈上窝内，部分位于斜方肌和三角肌深面。起于冈上窝，肌纤维水平向外，经肩峰和喙肩韧带的下方跨越肩关节，止于肱骨大结节的上部。近固定收缩时能使上臂外展。止于关节囊的纤维可拉紧关节囊防止其受挤压。上臂由下垂位外展 20° 以内，主要由冈上肌起作用，故该肌也称为肩关节外展的启动肌。

中国民族民间舞中，蒙古族舞蹈肩部动作的动作表现与冈上肌力量有关。"负重直臂侧平举练习"可发展冈上肌的力量。

（三）冈下肌

冈下肌（infraspinatus）（图 4-40）位于肩胛骨的冈下窝内，部分被斜方肌和三角肌遮盖，为三角形的羽状肌。起于冈下窝，肌束由内向外集中，止于肱骨大结节嵴中部。近固定收缩时，能使上臂内收、旋外、伸和水平伸。

（四）小圆肌

小圆肌（teres minor）（图 4-40）位于冈下肌的下方，大部分被三角肌遮盖，为圆柱形的小肌。起于肩胛骨外侧缘的背面，肌束由内向外移行，止于肱骨大结节嵴中部。近固定收缩时，能使上臂内收、旋外、伸和水平伸。

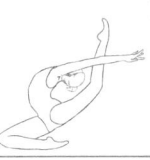

（五）大圆肌

大圆肌（teres major）（图4-40）位于冈下肌和小圆肌的下方，其下缘被背阔肌上缘遮盖，整块肌成柱状。起于肩胛骨下角背面，肌纤维与背阔肌走向一致，并共同止于肱骨小结节嵴。近固定收缩时，能使肩关节内收、旋内和伸。

（六）肩胛下肌

肩胛下肌（subscapularis）（图4-40）位于肩胛下窝内，前面与前锯肌相贴，为三角形扁肌，肌束排列呈多羽状。起于肩胛下窝，纤维向外上方行，止于肱骨小结节。近固定收缩时，能使上臂内收和内旋。

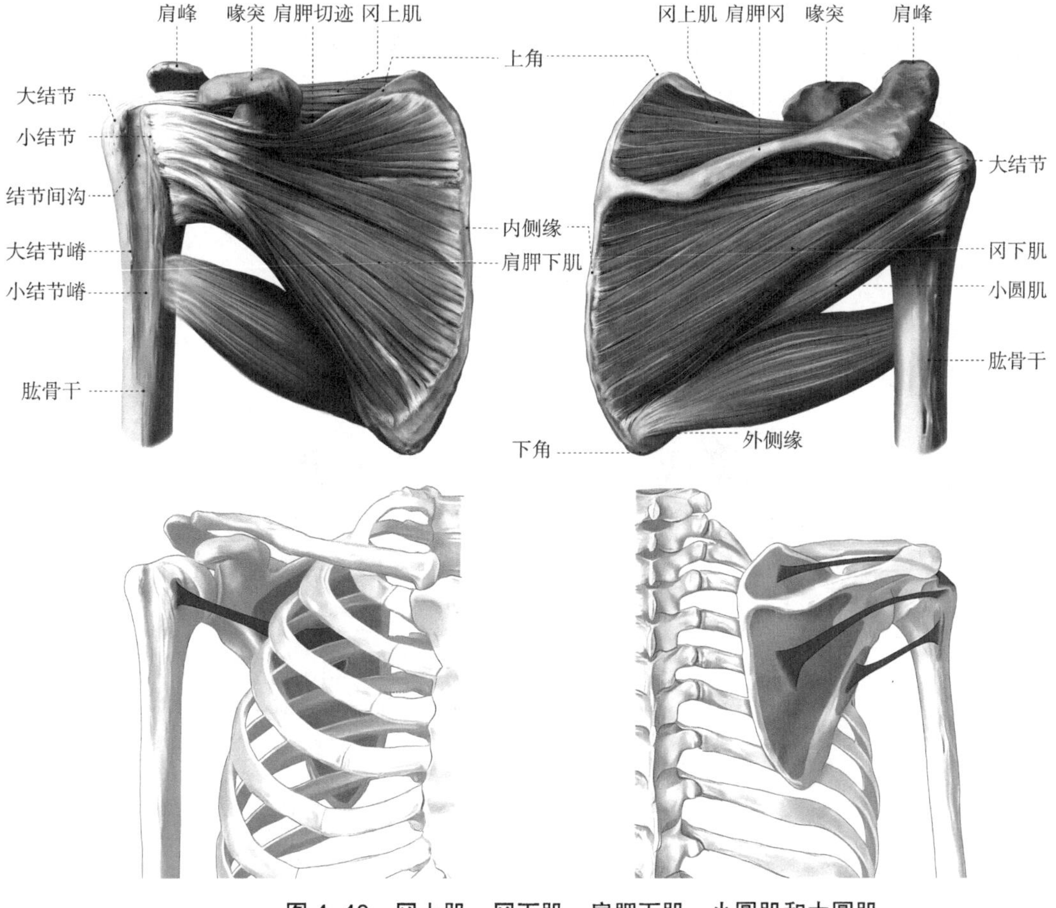

图4-40 冈上肌、冈下肌、肩胛下肌、小圆肌和大圆肌

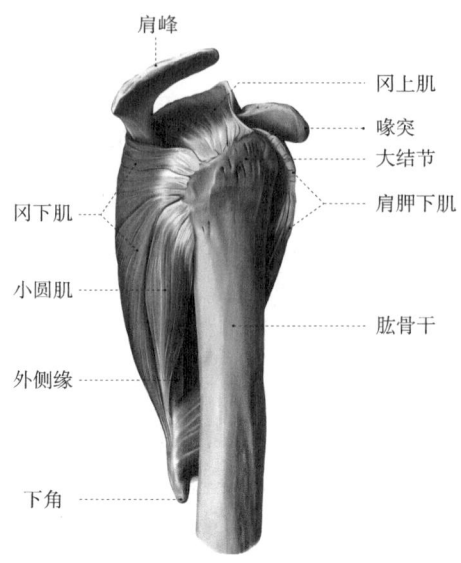

图 4-40　冈上肌、冈下肌、肩胛下肌、小圆肌和大圆肌（续图）

中国舞中傣族舞和敦煌舞的肩部动作扭转较多，较为复杂，需要冈下肌、小圆肌旋外和大圆肌、肩胛下肌旋内协同收缩完成。

"肩关节旋外拉弹力带"（图 4-41）等练习可发展冈下肌、小圆肌的力量；"肩关节旋内拉弹力带"（图 4-42）等练习可以发展大圆肌、肩胛下肌的力量。"压肩""单杠悬垂"可发展冈下肌、小圆肌、大圆肌、肩胛下肌的伸展性。

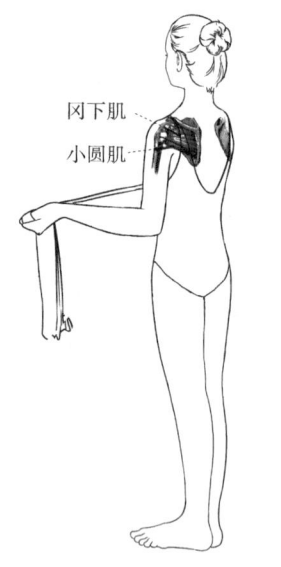
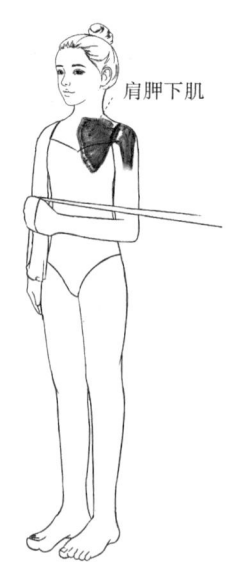

图 4-41　肩关节旋外拉弹力带　　图 4-42　肩关节旋内拉弹力带

冈上肌、冈下肌、小圆肌和肩胛下肌分别从肩关节上方、后方和前方跨过肩关节，并与肩关节囊紧贴，它们的腱共同形成"肌腱袖"，又称肩袖，将肱骨和肩胛骨连接起来，能够保证完成舞蹈动作时肩部的稳定性，这些肌的收缩对加固和保护肩关节起到一定作用，使每次上臂屈曲时，肱骨不会挤压肩峰。如果肩袖薄弱，其保护肩关节的作用就会变弱，这种慢性的挤压会逐渐产生疼痛和肿胀，也会导致肩峰撞击综合征。

二、上臂肌

上臂肌覆盖肱骨，形成前、后两群，以内侧和外侧两个肌间隔相隔。

（一）前群肌

前群肌为屈肌，主要有浅层的肱二头肌，深层的肱肌和喙肱肌等。

（1）**肱二头肌**（biceps brachii）（图4-43）位于上臂前面浅层，上部被三角肌和胸大肌遮盖，肌腹呈梭形，屈肘时其轮廓清晰可见。该肌有长、短两个头，肌束平行排列，为双关节肌。长头以长腱起于肩胛骨的盂上结节，通过肩关节，经节结间沟下

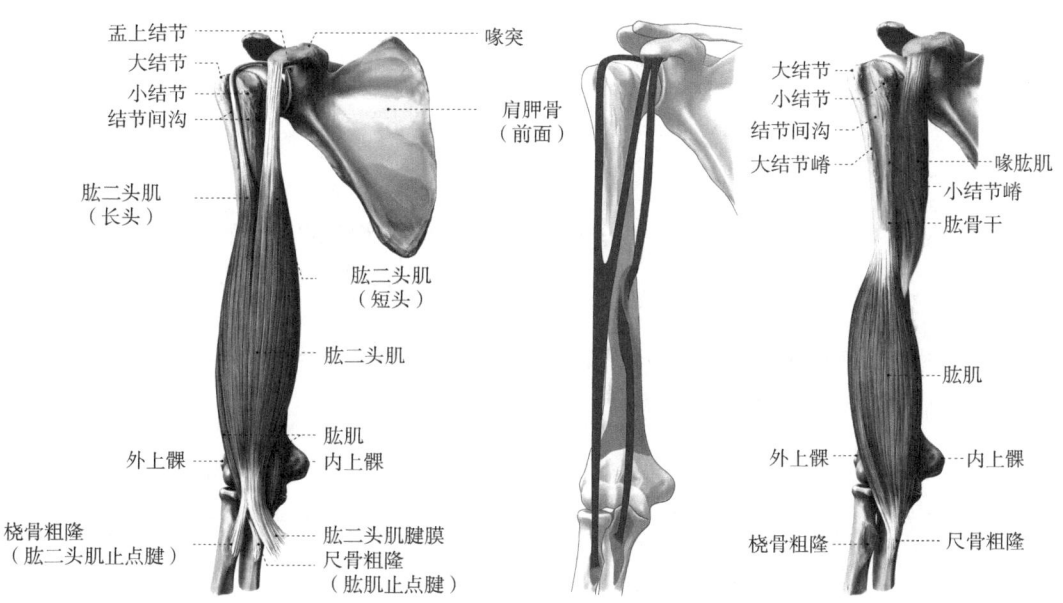

图4-43　肱二头肌、喙肱肌与肱肌

降；短头起于肩胛骨的喙突，止于桡骨粗隆和前臂筋膜。近固定收缩时，能使上臂在肩关节处屈，使前臂在肘关节处屈；当前臂处于旋前位时，能使前臂旋后。远固定收缩时能使上臂向前臂靠拢。

中国古典舞"袖舞""扇舞""剑舞"等持道具舞蹈中，屈肩屈肘动作的完成，与肱二头肌的力量有关，如"袖舞"收袖时需要肱二头肌收缩的参与（图4-44）；芭蕾男舞者托举类动作，屈肩上举动作的完成，与肱二头肌的力量有关。

"负重弯举"和"平推"等练习可发展肱二头肌的力量。"肩关节屈肌拉伸""把杆开肩""弹力带后拉"等练习可发展肱二头肌的伸展性。

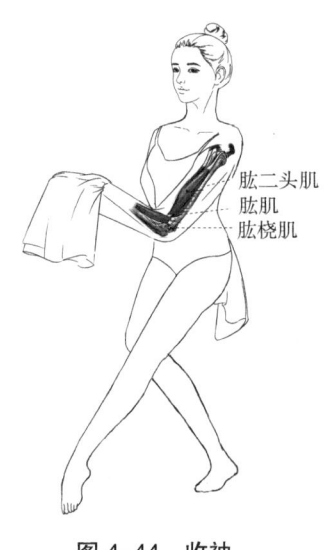

图4-44　收袖

（2）**肱肌**（brachialis）（图4-43）位于肱二头肌下半部的深面，为扁平梭形的羽状肌。起于肱骨前面下半部，止于尺骨粗隆。近固定收缩时，能使前臂在肘关节处屈；远固定收缩时，能使上臂在肘关节处屈。肱肌作为单关节肌是完成屈肘动作的主要肌肉，辅助练习同肱二头肌的屈肘练习。

（3）**喙肱肌**（coracobrachialis）（图4-43）位于肱二头肌短头内侧深面，被胸大肌遮盖，为长梭形肌。起于肩胛骨的喙突，止于肱骨中部。近固定收缩时，能使上臂屈、内收和水平屈。辅助练习同胸大肌。

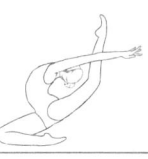

（二）后群肌

后群肌为伸肌，有肱三头肌和肘肌。

（1）**肱三头肌**（triceps brachii）（图4-45）位于上臂后面皮下，用力伸肘时，可见该肌外形。肱三头肌分为长头、内侧头和外侧头。其中长头为双关节肌，内侧头和外侧头为单关节肌。长头起于肩胛骨盂下结节，外侧头起于肱骨体桡神经沟的外上部，内侧头起于肱骨体内下部，3头合为一个肌腹，其肌腱止于尺骨鹰嘴。近固定收缩时，能使前臂在肘关节处伸，长头收缩时使上臂在肩关节处伸；远固定收缩时，能使上臂在肘关节处伸。

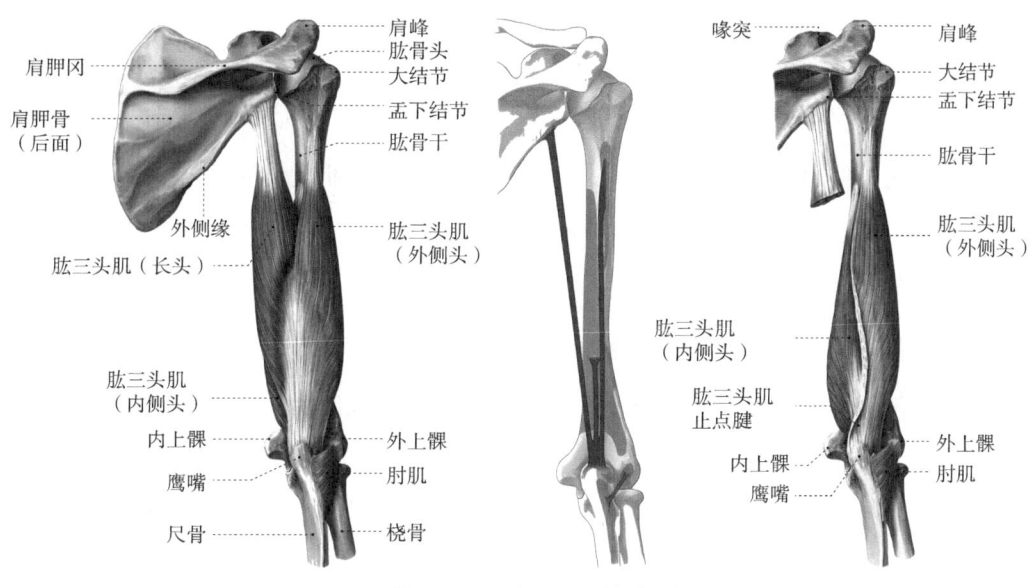

图4-45　肱三头肌和肘肌

中国古典舞"袖舞""扇舞""剑舞"等持道具舞蹈中，伸肩伸肘动作的完成，与肱三头肌的力量有关，如"袖舞"出袖时需要该肌肉的力量（图4-46）；中国民族民间舞苗族反排木鼓舞中的"甩同边手"动作需要肱二头肌、肱三头肌协同收缩完成。

"负重臂屈伸"和"倒立推"等练习可发展肱三头肌的力量。"屈肘臂上举"等练习可发展肱三头肌的伸展性。

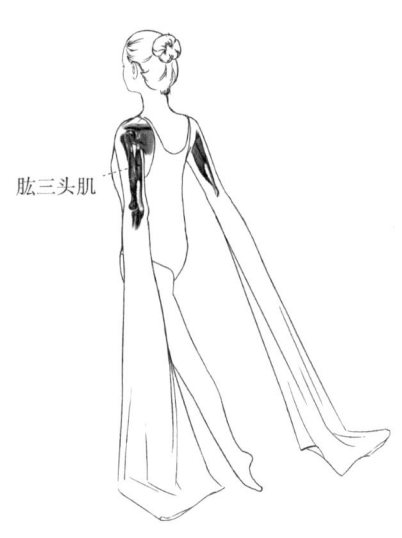

图 4-46 出袖

（2）**肘肌**（anconeus）（图 4-45）位于肘关节后外下方皮下，呈三角形。起于肱骨外上髁，止于尺骨背面上部。该肌收缩时，能使肘关节伸并加固肘关节。肘肌作为单关节肌是完成伸肘动作的主要肌肉，辅助练习同肱三头肌的伸肘练习。

三、前臂肌

前臂肌位于尺、桡骨的周围，分为前（屈肌）、后（伸肌）两群，大多数是长肌，肌腹位于近侧，细长的肌腱位于远侧，所以前臂的上半部膨隆，而下半部逐渐变细。

（一）前群肌

前群肌位于前臂的前面和内侧面，具有屈肘、屈腕、屈指以及使腕收展和前臂旋前的功能。前群肌共有9块，分为浅层和深层（图4-47）。浅层共有6块肌，自桡侧向尺侧依次为肱桡肌、旋前圆肌、桡侧腕屈肌、掌长肌、尺侧腕屈肌和指浅屈肌。深层有拇长屈肌、指深屈肌和旋前方肌。

（1）**肱桡肌**（brachioradialis）（图4-47）位于前臂外侧皮下，为长而扁的梭形肌。起于肱骨外上髁上方，止于桡骨茎突。近固定收缩时，能使前臂在肘关节处屈。当前臂处于旋内位时，能使前臂旋外；而当前臂处于旋外位时，能使前臂旋内。正常情况下，该肌使前臂处于"正中"位置，可以把该肌看成一块"调节肌"。远固定收缩时，能使上臂向前臂靠拢。辅助练习同肱二头肌。

（2）**旋前圆肌**（pronator teres）（图4-47）斜位于肘关节前面，前臂前面上部皮下，为圆锥状长肌，肌束从内上斜向下方平行排列。起于肱骨内上髁，止于桡骨体中部外侧。近固定收缩时，使前臂旋内，辅助屈肘关节。远固定收缩时，辅助上臂向前臂靠拢。

中国民族民间舞秧歌舞中"甩手绢"的动作，与旋前圆肌的力量有关；中国古典舞"按掌"动作需要旋前原肌的收缩参与完成。

"负重弯举"和"引体向上"练习可发展旋前圆肌的力量。"后压臂"等练习可发展该肌的伸展性。

（3）**桡侧腕屈肌**（flexor carpi radialis）、**掌长肌**（palmaris longus）、**尺侧腕屈肌**（flexor carpi ulnaris）和**指浅屈肌**（flexor digitorum superficialis）大多起于肱骨内上髁和前臂筋膜，拇长屈肌、指深屈肌和旋前方肌起于尺骨和骨间膜，它们长短不一，分别止于掌骨、指骨掌面。近固定收缩时，屈腕（或屈指），并参与固定腕关节和肘关节。

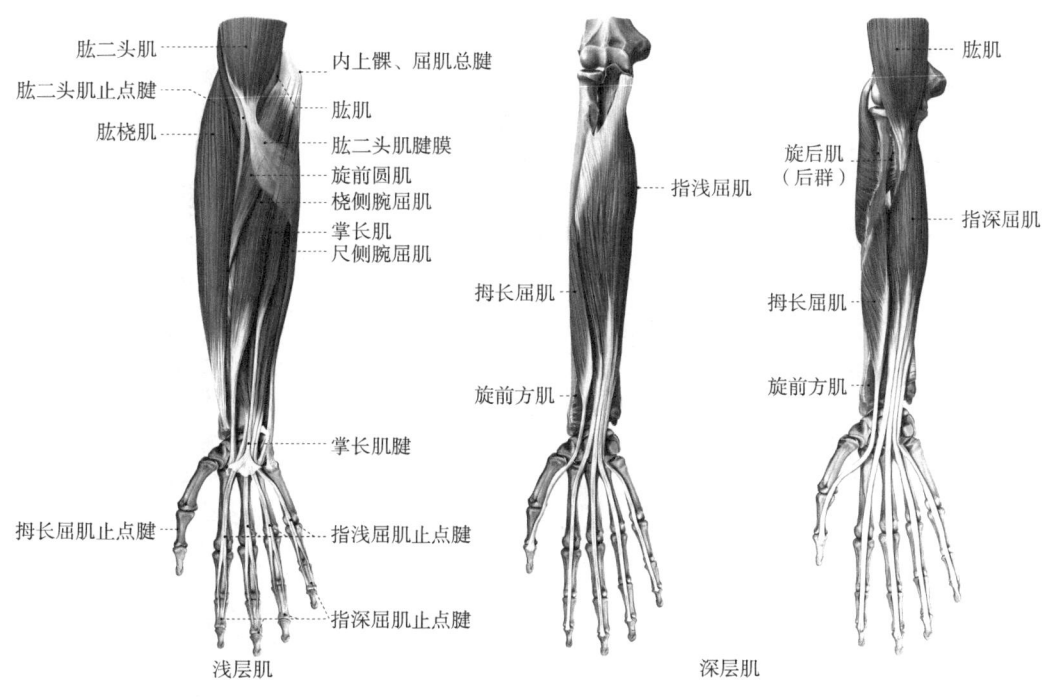

图4-47 前臂前群肌

舞蹈手型"提腕"与前臂前群肌的力量有关,"压腕"与前臂前群肌的伸展性有关。"弹力带抗阻提腕"等练习可发展前臂前群肌的力量。"压手腕""扳压手指""弹力带扳压手指"等练习可发展前臂前群肌的伸展性。

(二) 后群肌

后群肌位于前臂的后面,为伸腕的肌群(图4-48),有桡侧腕长伸肌、桡侧腕短伸肌、指伸肌、小指伸肌、尺侧腕伸肌、旋后肌、拇长展肌、拇长伸肌、拇短伸肌、示指伸肌等。该群肌分浅、深两层,浅层大多起于肱骨外上髁,深层起于桡、尺骨背面和骨间膜,分别止于掌骨和相应指骨背面。近固定收缩时,能使腕关节伸,小指、食指、拇指伸及拇指外展。远固定收缩时,能加固桡腕关节和肘关节。

舞蹈手型"压腕"与前臂后群肌的力量有关,"提腕"与前臂后群肌的伸展性有关,"压腕""提腕"等手型动作的完成需要前臂前后群肌协同收缩完成。

"弹力带抗阻压腕"练习可发展前臂后群肌的力量。采用"提手腕"练习可发展前臂后群肌的伸展性。

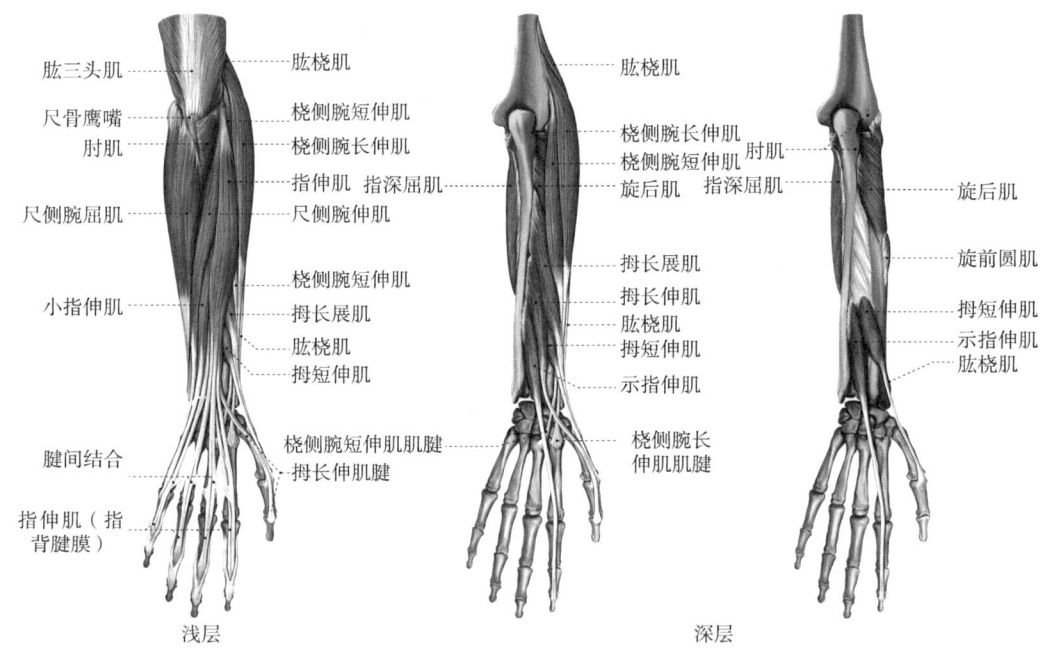

图 4-48 前臂后群肌

桡侧腕屈肌、桡侧腕长伸肌、桡侧腕短伸肌、拇长展肌、拇短伸肌和拇长伸肌，这些肌由前臂抵达拇指和掌骨，均经过桡腕关节矢状轴的桡侧。近固定收缩时，能使手（拇指）在腕关节处外展。尺侧腕屈肌和尺侧腕伸肌两肌由前臂尺侧经桡腕关节矢状轴尺侧抵达腕骨和掌骨。近固定收缩时，能使手内收。

舞蹈手型"立掌"与前臂桡侧肌群的力量和尺侧肌群的伸展性有关，"汉唐小垂手"与前臂尺侧肌群的力量和桡侧肌群的伸展性有关。

"弹力带抗阻腕关节外展"练习可发展前臂桡侧肌群的力量。"弹力带抗阻腕关节内收"练习可发展前臂尺侧肌群的力量。

四、手肌

手肌（muscles of hand）主要位于手的掌侧面，虽是一些短小的肌，但具有较大的力量。手肌分内、中、外 3 群（图 4-49）。内侧群在小指侧形成隆起，称小鱼际，可使小指屈、外展和对掌运动。中间群在手掌中部凹陷处形成掌心，可使手指在掌指关节处屈伸及向中指靠拢和分开。外侧群在拇指侧形成隆起，称鱼际，可使拇指屈、外展、内收和对掌运动。

手的腱鞘。为了减少肌腱之间的摩擦，在腕管内有两个滑液鞘（指总屈肌腱鞘和拇长屈肌腱鞘）保护肌腱。在腕背侧韧带的深面则有 6 个滑液鞘（拇长伸肌腱鞘、指伸肌腱鞘、小指伸肌腱鞘、尺侧腕伸肌腱鞘），鞘内均通过肌腱，起保护作用。

舞蹈手型"兰花指""小波浪手""剑指""轮指"等动作需要手肌协同收缩完成。

"手指抓弹力带"等练习可以提高手肌的力量。"团手""手部协调性想象练习"可以提高手肌的协调性。

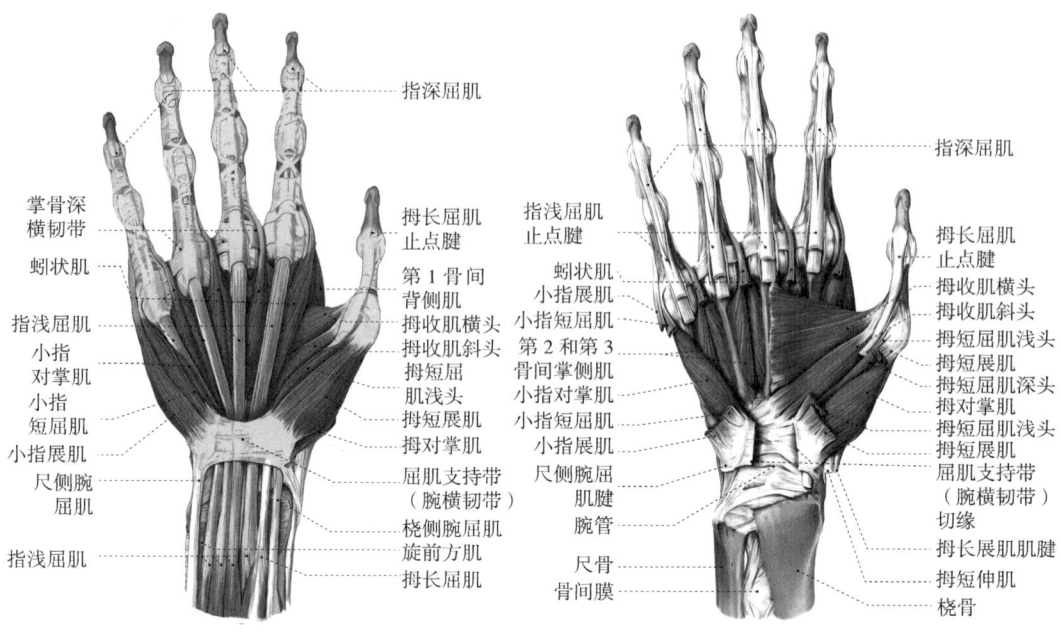

（a）掌侧

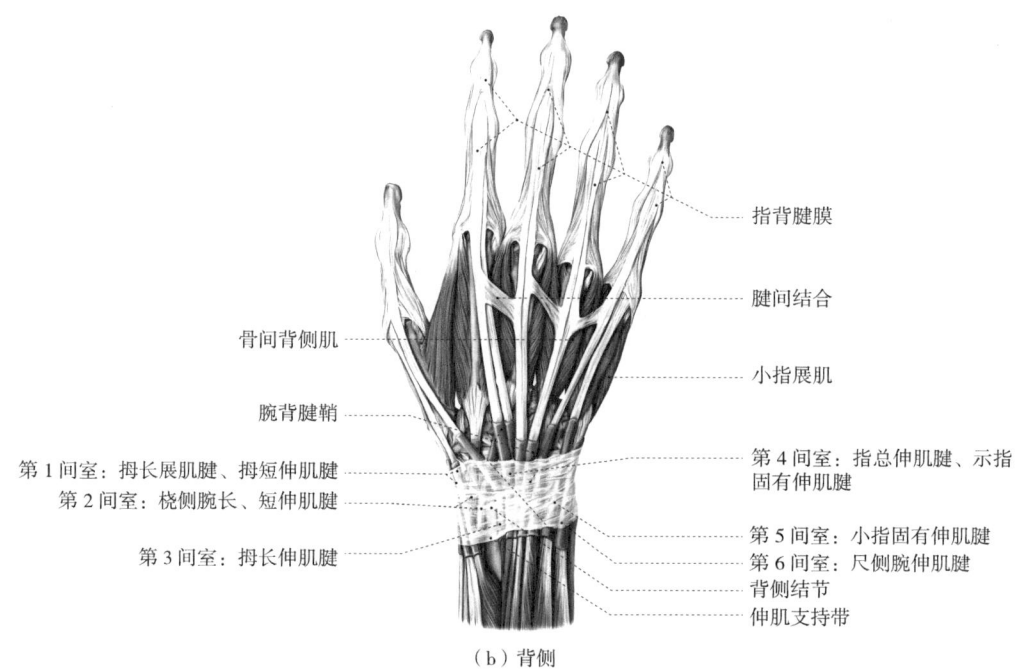

（b）背侧

图 4-49　手肌

上肢肌按照功能小结如表 4-3 所示。

第四章 骨骼肌

表4-3 上肢肌功能小结

作用部位	功能	肌肉
运动肩带的肌群	上提	斜方肌上部、菱形肌、肩胛提肌
	下降	斜方肌下部、前锯肌下部、胸小肌
	内收（后缩）	斜方肌、菱形肌
	外展（前伸）	前锯肌、胸小肌
	上回旋	斜方肌上部、下部纤维、前锯肌下部纤维
	下回旋	胸小肌、菱形肌、肩胛提肌
运动肩关节的肌群	屈	胸大肌、三角肌前部、喙肱肌、肱二头肌
	伸	背阔肌、三角肌后部、大圆肌、小圆肌、冈下肌、肱三头肌长头
	外展	三角肌、冈上肌
	内收	胸大肌、背阔肌、大圆肌、小圆肌、冈下肌、肩胛下肌
	内旋	肩胛下肌、胸大肌、三角肌前部、背阔肌、大圆肌
	外旋	三角肌后部、冈下肌、小圆肌
运动肘关节的肌群	屈	肱二头肌、肱肌、肱桡肌、旋前圆肌
	伸	肱三头肌、肘肌
前臂运动的肌群	内旋	旋前圆肌、旋前方肌
	外旋	旋后肌
运动绕腕关节的肌群	屈	桡侧腕屈肌、掌长肌、尺侧腕屈肌、指浅屈肌、指深屈肌
	伸	桡侧腕长伸肌、桡侧腕短伸肌、尺侧腕伸肌、拇长伸肌、拇短伸肌、食指、小指固有伸肌
	外展	桡侧腕屈肌、桡侧腕长伸肌、桡侧腕短伸肌、拇长展肌、拇短伸肌、拇长伸肌
	内收	尺侧腕屈肌、尺侧腕伸肌
运动掌指关节的肌群	屈	指浅屈肌、指深屈肌、蚓状肌、拇短屈肌、小指短屈肌
	伸	拇长伸肌、拇短伸肌、食指、小指固有伸肌
	外展	拇长展肌、拇短伸肌、拇长伸肌、小指展肌、骨间掌侧肌
	内收	拇收肌、拇指对掌肌、小指对掌肌、骨间背侧肌
运动指间关节的肌群	屈	指浅屈肌、指深屈肌、蚓状肌、拇短屈肌、小指短屈肌
	伸	拇长伸肌、拇短伸肌、食指、小指固有伸肌

第五节 下肢肌

下肢肌分为盆带肌、大腿肌、小腿肌和足肌。与上肢肌相比，下肢肌较粗大有力、数目较少，在人体的支持和位移中起着积极作用。当站立时，下肢肌是在远固定条件下进行工作的；当走、跑、跳时（下肢离开地面时），下肢肌则是在近固定条件下进行工作的。

一、盆带肌

盆带肌起于骨盆的内面和外面，跨过髋关节，止于股骨上部，按其所在部位和作用，可分为前、后两群。前群包括髂腰肌和阔筋膜张肌；后群肌主要位于臀部，故又称臀肌，包括臀大肌、臀中肌、臀小肌、梨状肌、闭孔内肌、闭孔外肌和股方肌等。

（一）髂腰肌

髂腰肌（iliopsoas）（图4-50）位于脊柱腰段两侧和骨盆内，由腰大肌和髂肌两部分构成。腰大肌为单羽肌，髂肌呈扇形，腰大肌起于第12胸椎和第1～5腰椎椎体侧面和横突，髂肌起于髂窝，两肌合并止于股骨小转子。近固定收缩时，能使大腿屈和旋外。远固定一侧收缩时，能使脊柱向同侧屈和回旋；两侧同时收缩，能使骨盆前倾，躯干前屈。

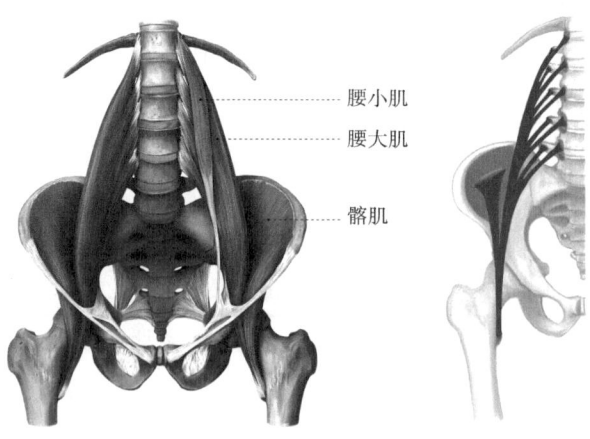

图4-50　髂腰肌

中国古典舞技术技巧"摆腿跳"动作和芭蕾舞"大跳"动作的前腿,与髂腰肌的快速力量有关,后腿与髂腰肌的伸展性有关;舞蹈基本功"控前腿"动作(图4-51)与髂腰肌的耐力有关。

"负重高抬腿跑""悬垂举腿""仰卧举腿"等练习可发展髂腰肌的力量;"跪撑后倒""后摆腿""前后劈叉"等练习可发展髂腰肌的伸展性。

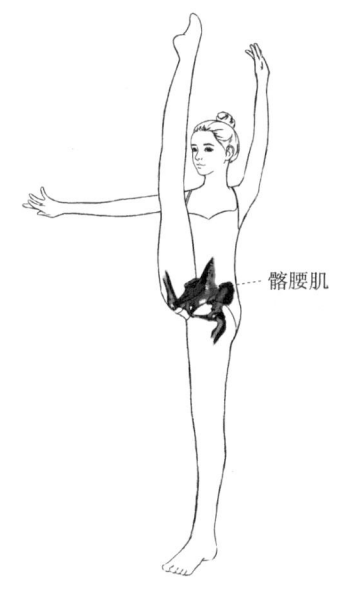

图 4-51　控前腿

（二）阔筋膜张肌

阔筋膜张肌（tensor fasciae latae）（图4-52）位于大腿前外侧,包在大腿筋膜鞘内,为梭形肌。起于髂前上棘,当高抬腿时,可以在髂前上棘前外侧下方触摸到阔筋膜张肌的肌腹。该肌在大腿外侧上中部移行为髂胫束,止于胫骨外侧髁。近固定收缩时,能使大腿在髋关节处屈、旋内和外展。远固定一侧收缩时,能使骨盆向同侧倾;远固定两侧收缩时,能使骨盆前倾。

把杆"单腿蹲"组合动作,与阔筋膜张肌的控制力量有关;中国古典舞"横拧"（图4-53）动作动力腿与该肌肉的力量有关;"劈腿跳"与该肌肉的力量和伸展性有关。

"仰卧剪腿""侧卧抬腿""负重高抬腿跑"等练习可发展阔筋膜张肌的力量;"跪撑后倒""后耗腿""后压腿""后踢腿"等练习可发展其伸展性。

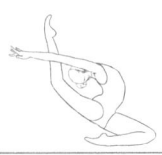

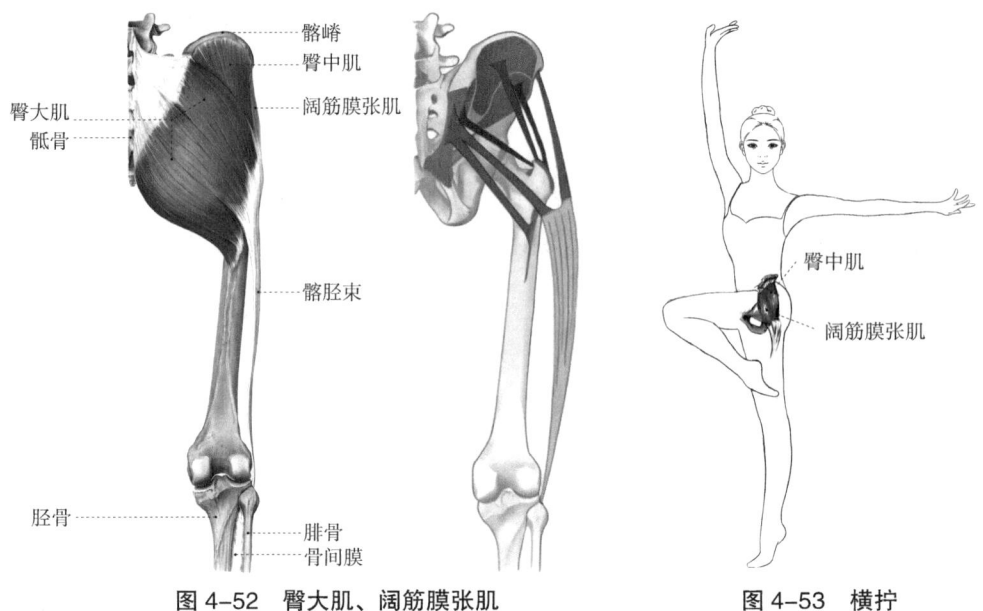

图 4-52　臀大肌、阔筋膜张肌　　　　　图 4-53　横拧

（三）臀大肌

臀大肌（gluteus maximus）（图 4-52）位于臀部皮下，为四方形扁肌肌束平行排列，可分为上、下两部分。该肌在人体直立、跑和跳等练习中得到发展，为人体最发达的肌之一。起于髂骨翼后部外侧、骶骨和尾骨的背面，止于股骨臀肌粗隆和髂胫束。近固定收缩时，能使大腿伸和旋外。但由于该肌宽大，髋关节矢状轴通过它的中部，故外上部纤维收缩，可使大腿外展；内下部纤维收缩又可使大腿内收。远固定时，一侧收缩，能使骨盆后倾并向对侧旋转；两侧同时收缩，能使骨盆后倾并维持人体直立。

芭蕾"外开"动作，与臀大肌的持续收缩有关；中国古典舞的"横叉""双飞燕"等要求髋关节外展的动作，都是在髋关节外旋的基础上完成的，与臀大肌的力量有关；古典舞中的"探海"（图 4-54）及"大射燕"与芭蕾"阿拉贝斯"等后腿动作，也与臀大肌的力量有关。

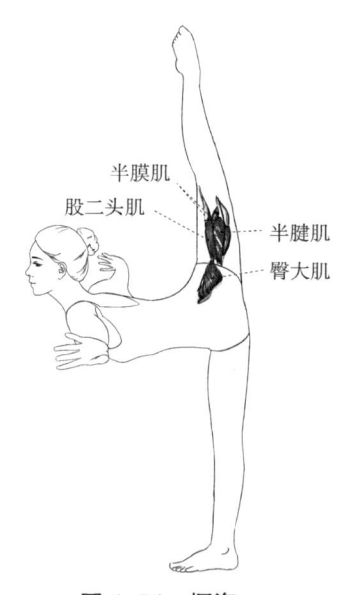

图 4-54　探海

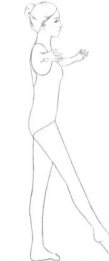

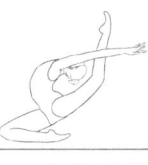

第四章 骨骼肌

"俯卧上举腿""弹力环髋关节外旋力量练习""后蹬跑"和"蛙跳"等练习可发展臀大肌的力量。"正压腿"等练习可发展臀大肌的伸展性。

（四）臀中肌

臀中肌（gluteus medius）和**臀小肌**（gluteus minimus）（图 4-55）位于臀部外上方，大部分被臀大肌所覆盖，两肌呈扇形，臀中肌在浅层，臀小肌在深层。两肌均起于髂骨翼外面，止于股骨大转子。近固定收缩时，能使大腿外展，前部纤维可使大腿屈和旋内，后部纤维可使大腿伸和旋外。远固定时，一侧收缩使骨盆向同侧倾，前部纤维使骨盆前倾，后部纤维使骨盆后倾。

中国古典舞的"双飞燕"动作（图 4-56）与臀中肌和臀小肌的力量有关；"控旁腿""旁吸腿"动作，与臀中肌和臀小肌的控制力量有关。

"负重侧摆腿"可发展臀中肌和臀小肌的力量。"侧压腿"可发展其伸展性。

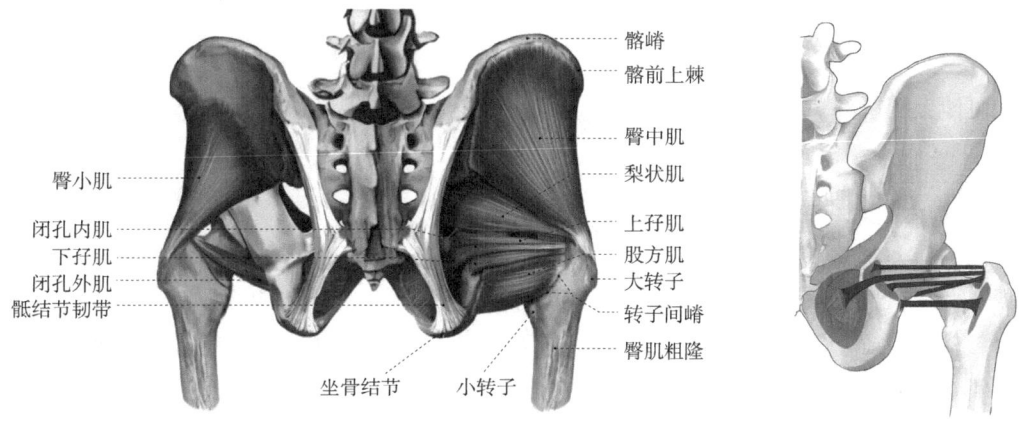

图 4-55 臀中肌、臀小肌、梨状肌、闭孔内肌、闭孔外肌和股方肌

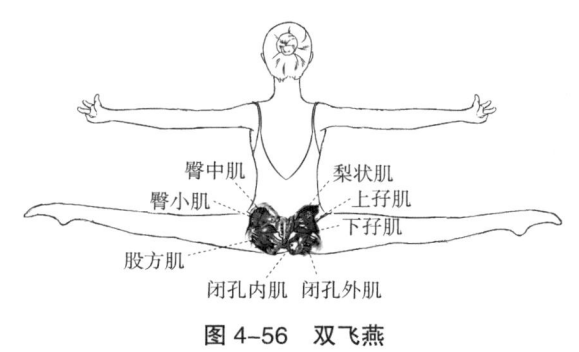

图 4-56 双飞燕

（五）梨状肌

梨状肌（piriformis）（图 4-55）位于小骨盆内，骶骨前面，经坐骨大孔穿出到达臀部，呈三角形。起于第 2~5 骶椎前面，止于股骨大转子。近固定收缩时，能使大腿外展、旋外。远固定时，一侧收缩使骨盆向同侧倾和向对侧转。由于它和坐骨神经一同出骨盆，受损伤时往往影响坐骨神经并引起腰腿痛，即梨状肌损伤综合征。

中国古典舞"横劈腿""横飞燕"等动作，与梨状肌的力量有关；中国古典舞端腿转组合以及端腿类的舞姿动作，如"老鹰展翅"，与梨状肌的伸展性有关。

"负重侧踢腿"练习可发展梨状肌的力量。"压小胯"练习可发展该肌肉的伸展性。

（六）闭孔内肌和闭孔外肌

闭孔内肌（obturator internus）和**闭孔外肌**（obturator externus）（图 4-55）。闭孔内肌起自闭孔膜内面及其周围骨面，肌束向后集中成为肌腱，由坐骨小孔出骨盆转折向外。闭孔外肌起自闭孔膜外面及其周围骨面，经股骨颈的后方向外，共同止于转子窝。两肌收缩均可使大腿旋外。"弹力环髋关节外旋力量练习"可发展闭孔内肌和闭孔外肌的力量。

（七）股方肌

股方肌（quadratus femoris）（图 4-55）位于髋关节后面。起于坐骨结节，止于转子间嵴。该肌收缩可使大腿旋外。"弹力环髋关节外旋力量练习"可发展股方肌的力量。

二、大腿肌

大腿肌位于股骨周围，可分为前群、后群和内侧群。大腿前群肌有缝匠肌和股四头肌；内侧肌群有大收肌、股薄肌、长收肌、短收肌和耻骨肌；后群肌有股二头肌、半腱肌和半膜肌。

（一）前群肌

（1）**缝匠肌**（sartorius）（图 4-57）位于大腿前面及内侧皮下，呈扁带状，是人体最长的肌。起于髂前上棘，向大腿内下方斜行，止于胫骨粗隆内侧。近固定收缩时，能使大腿在髋关节处屈、旋外；使小腿在膝关节处屈、旋内。远固定两侧收缩时，能使骨盆前倾，一侧收缩时，能使大腿在膝关节处屈。用力伸膝时，它可增强膝关节的稳定性。

芭蕾舞 passé 动作（吸腿）以及中国古典舞端腿类的动作，与缝匠肌的力量有关；中国古典舞舞蹈动作"冲天炮""倒踢紫金冠"等，与缝匠肌的伸展性有关。

"一位蹲"练习可发展缝匠肌的力量；"压后腿""压后胯"等练习可发展其伸展性。

（2）**股四头肌**（quadriceps femoris）（图 4-57）位于大腿的前面和外侧面，是人体最大的肌之一。该肌共有 4 个头，即股直肌、股中肌、股外侧肌和股内侧肌。股直肌位于大腿前面皮下，股中肌位于股直肌深层，股外侧肌位于大腿前外侧，股内侧肌位于大腿前内侧。4 个头均为羽状肌，其中股直肌是双关节肌。股直肌起于髂前下棘，股中肌起于股骨前面，股外侧肌起于股骨粗线外侧唇，股内侧肌起于股骨粗线内侧唇，四头相合形成一强有力的肌腱，包绕髌骨的前面和两侧，向下延伸为髌韧带止于胫骨粗隆。近固定收缩时，使小腿在膝关节处伸直。股直肌还可以使大腿在髋关节处屈。远固定收缩时，拉大腿向前保持膝关节伸直，故能维持人体直立。

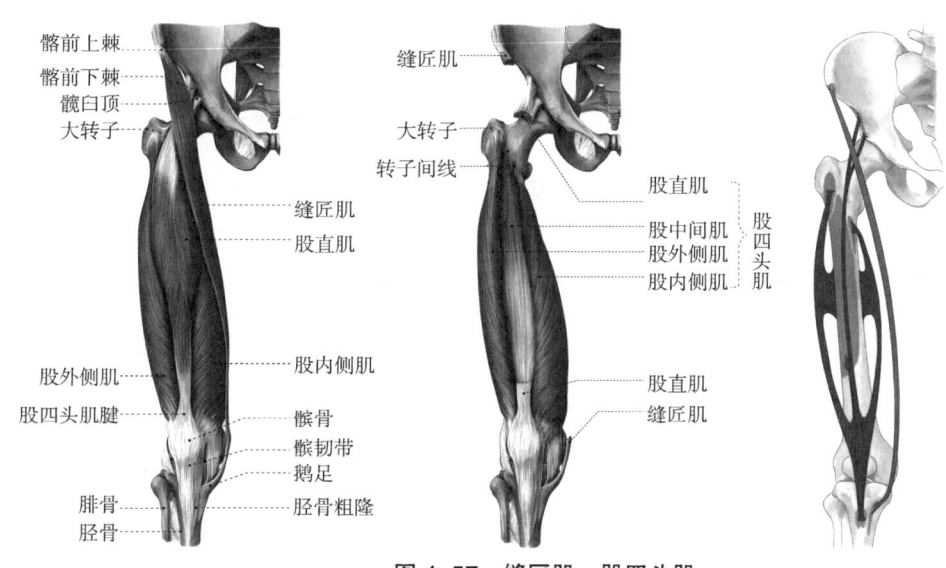

图 4-57　缝匠肌、股四头肌

中国古典舞技术技巧"扫堂探海转"、中国民族民间舞中傣族舞蹈步伐、藏族舞蹈的"颤膝"动作、芭蕾基训中的"蹲"组合练习等，与股四头肌的力量有关；中国古典舞"搬后腿""吊腰"等动作，与股四头肌的伸展性有关。

"负重深蹲""负重高抬腿""吸腿跳"可发展股四头肌的力量；"耗后腿""踢后腿"练习可发展其伸展性。

（二）内侧肌群

（1）**耻骨肌**（pectineus）（图 4-58）于大腿内侧上部，为长方形短肌。起于耻骨上支，止于股骨粗线内侧唇的上部。近固定收缩时，使大腿内收、旋外和屈。远固定时，一侧收缩使骨盆向对侧倾斜和回旋；两侧收缩使骨盆前倾。

（2）**短收肌**（adductor brevis）（图 4-58）位于耻骨肌和长收肌深面，较长收肌短而厚，为三角形扁肌。起于耻骨下支，止于股骨粗线内侧唇中部。近固定收缩时，使大腿在髋关节处内收、屈；远固定时，两侧收缩使骨盆前倾。

（3）**长收肌**（adductor longus）（图 4-58）位于耻骨肌内侧，为三角形扁肌。起于耻骨上支，止于股骨粗线内侧唇中部。近固定收缩时，使大腿内收、旋外和屈；远固定时，一侧收缩使骨盆向对侧倾斜和转动；两侧收缩使骨盆前倾。

中国古典舞"蹁腿"动作，与耻骨肌、短收肌、长收肌的力量有关。

"大腿拉弹力带前屈内收"等练习可发展耻骨肌、短收肌、长收肌的力量。

（4）**大收肌**（adductor magnus）（图 4-58）位于大腿内侧深面，短收肌深层，为最大的内收肌，呈三角形。起于坐骨结节、坐骨支和耻骨下支，止于股骨粗线内侧唇上 2/3 和股骨内上髁。近固定收缩时，使大腿内收、旋外和伸。远固定时，一侧收缩与臀大肌一起完成"送髋"动作；两侧同时收缩使骨盆后倾。

中国古典舞舞姿动作"长卧云""大掰步"的后腿动作，与大收肌的力量有关。

"大腿拉橡皮筋后伸内收""抗阻力夹腿"等练习可发展大收肌的力量。

（5）**股薄肌**（gracilis）（图 4-58）位于大腿内侧，是髋关节内收肌群中唯一跨过髋、膝两个关节的肌，为带状长条肌。起于耻骨下支，止于胫骨粗隆内侧。近固定收缩时，使大腿在髋关节处内收，并使小腿在膝关节处屈和旋内；远固定两侧收缩时，使骨盆前倾。

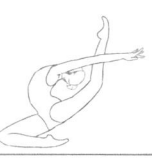

第四章 骨骼肌

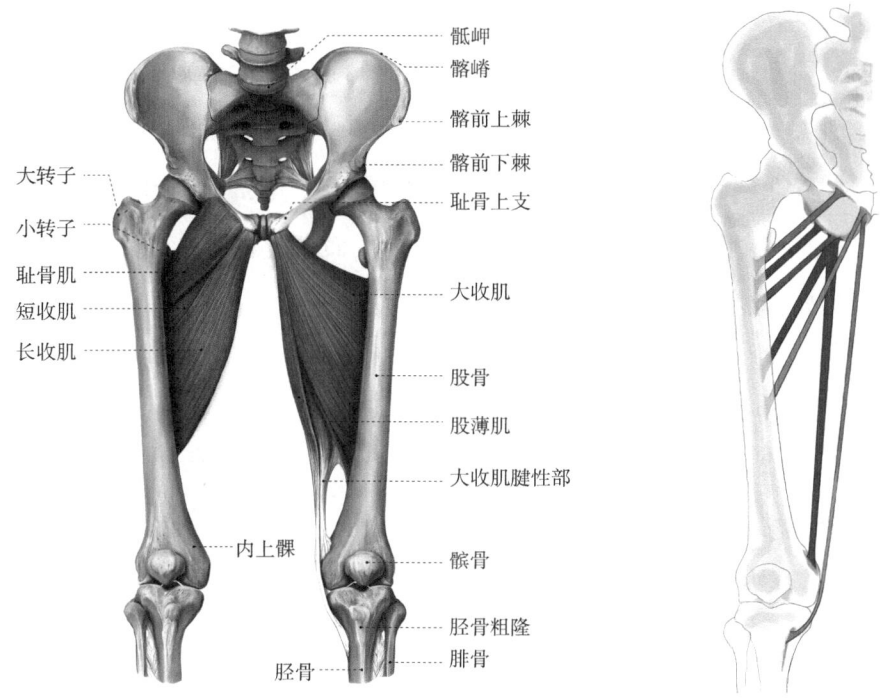

图 4-58 耻骨肌、短收肌、长收肌、大收肌和股薄肌

舞者在保持站立舞姿时，需要内侧肌群（耻骨肌、短收肌、长收肌、大收肌、股薄肌）的支撑作用，如中国古典舞"子午相"舞姿动作（图4-59），与大腿内侧肌群的力量有关；中国古典舞技术技巧动作"横劈腿""横飞燕""蛮子"等，与大腿内侧肌群的伸展性有关。

"侧压腿""压旁腿"等练习可发展耻骨肌、短收肌、长收肌、大收肌、股薄肌的伸展性。

（三）后群肌

（1）**股二头肌**（bicepsfemoris）（图4-60）位于大腿后面外侧，呈梭形。有长、短两个头，肌束平行排列。长头起于坐骨结节，短头起于股骨

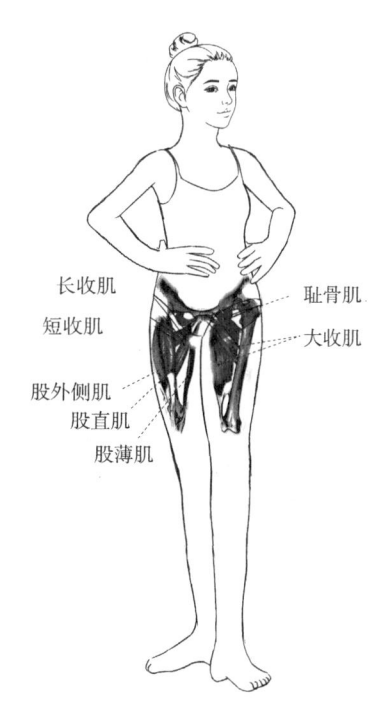

图 4-59 子午相站姿

145

粗线外侧唇下半部，两头合并止于腓骨头。近固定收缩时，使大腿在髋关节处伸，使小腿在膝关节处屈和旋外；远固定收缩时，使骨盆后倾和大腿在膝关节处屈。

（2）**半腱肌**（semitendinosus）和**半膜肌**（semimembranosus）（图 4-60）位于大腿后面内侧，半腱肌在浅层，半膜肌在深层。两肌均为单羽肌。两肌均起于坐骨结节，半腱肌止于胫骨粗隆内侧，半膜肌止于胫骨内侧髁内侧面。近固定收缩时，使大腿伸、小腿在膝关节处屈和旋内；远固定收缩时，同股二头肌。

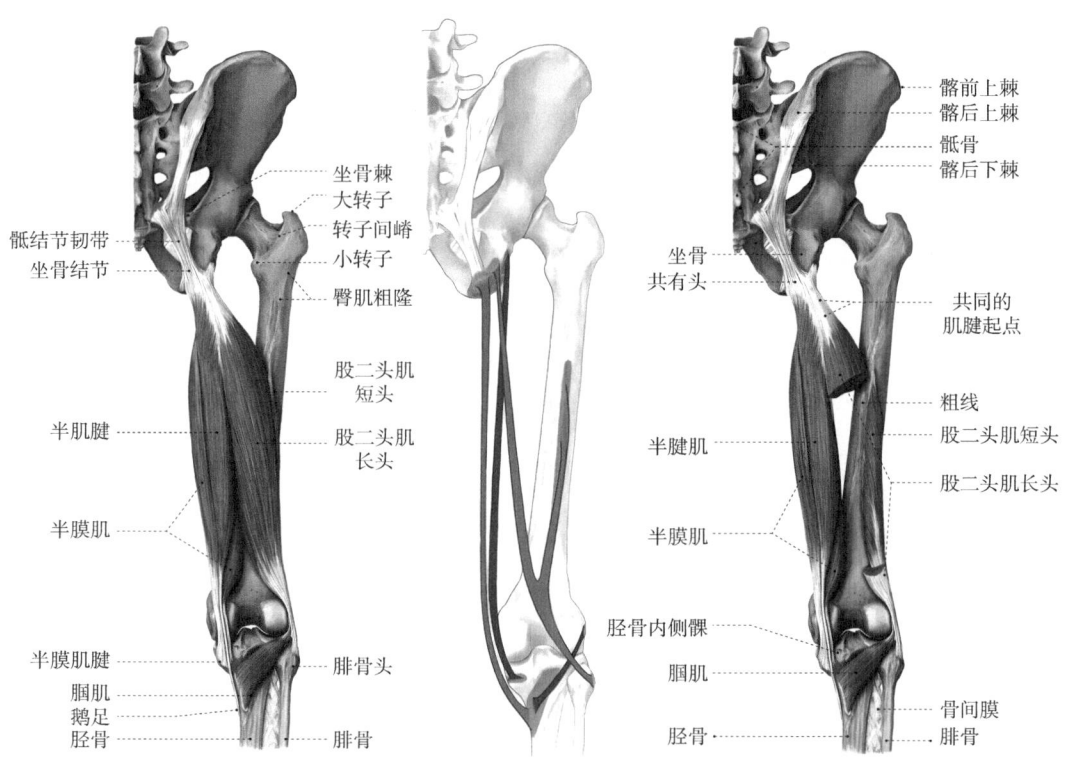

图 4-60　股后肌群

股二头肌、半腱肌和半膜肌合称股后肌群（常称腘绳肌，又称股三弦肌）。

中国古典舞技术技巧"冒小翻""拉拉提"等动作，与股后肌群（股二头肌、半腱肌和半膜肌）的力量有关；中国古典舞"大射雁跳"（图 4-61）及"搬前腿""飞脚""趟步"等动作，与股后肌群的伸展性有关。

"弹力带抗阻后踢腿""弹力带抗阻俯卧屈小腿""小跳"等练习可发展股后肌群的力量。"压前腿""直膝踢前腿"等练习可发展其伸展性。

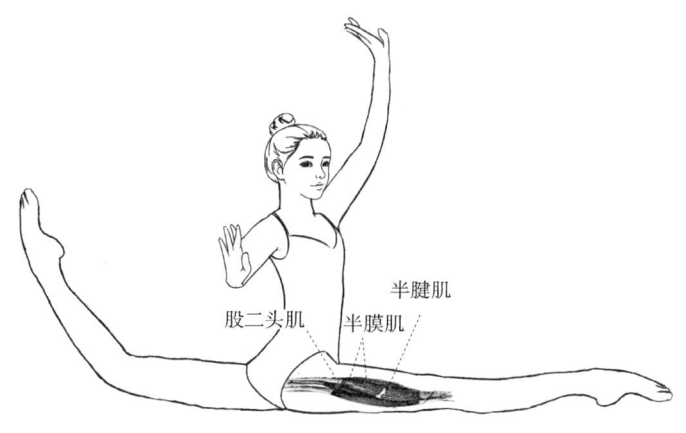

图 4-61 大射雁跳

三、小腿肌

小腿肌可分为 3 群,即前群、后群和外侧群。前群包括胫骨前肌、长伸肌和趾长伸肌;后群包括小腿三头肌、胫骨后肌、长屈肌和趾长屈肌;外侧群包括腓骨长肌和腓骨短肌。

(一)前群肌

(1)胫骨前肌(tibialis anterior)(图 4-62)位于胫骨前面外侧,为三角形的长肌。起于胫骨体外侧面,止于足底内侧缘第 1 楔骨和第 1 跖骨。近固定收缩时,使足背屈和内翻;远固定收缩时,拉小腿向前移动。胫骨前肌和腓骨长肌组成一个"肌袢",共同维持足弓。

中国古典舞步伐"圆场步"、中国民族民间舞胶州秧

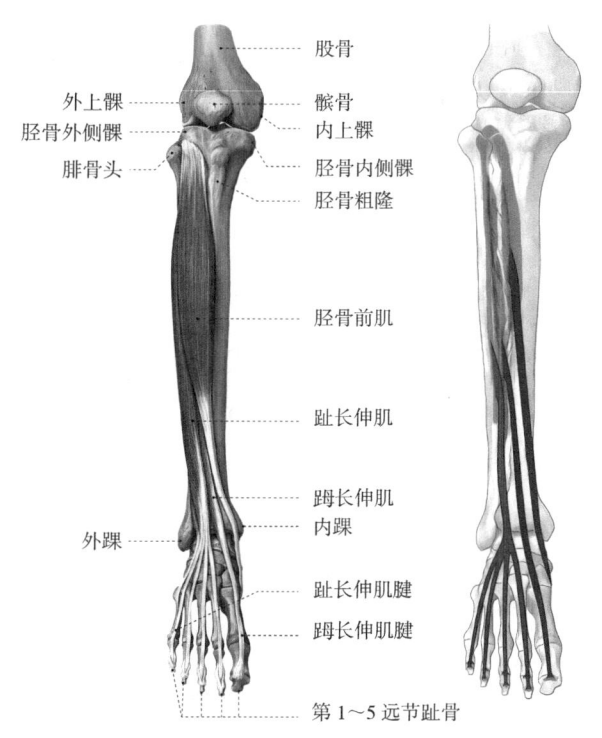

图 4-62 胫骨前肌、踇长伸肌和趾长伸肌

歌"正丁字拧步"等动作，与胫骨前肌的力量有关；舞蹈中"立半脚掌"动作、芭蕾"立足尖"动作均与胫骨前肌的伸展性有关。

"抗阻弹力带勾脚尖"练习（图4-63）可发展胫骨前肌的力量。"压脚背""绷脚尖"练习可发展胫骨前肌的伸展性。

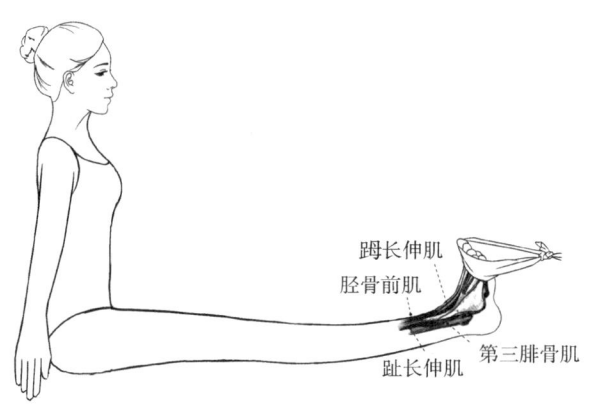

图4-63　抗阻弹力带勾脚尖练习

（2）踇长伸肌（extensor hallucis longus）（图4-62）位于胫骨前肌和趾长伸肌之间。起于腓骨体下部，止于踇远节趾骨底背面。近固定收缩时，使足背屈和伸踇趾；远固定收缩时，拉小腿向前移动。辅助练习同胫骨前肌。

（3）趾长伸肌（extensor digitorum longus）（图4-62）位于胫骨前嵴外侧。起于腓骨前面、胫骨上端和小腿骨间膜，向下经伸肌上、下支持带深面至足背分为4个腱到第2~5趾，成为趾背腱膜，止于中节、末节趾骨底。作用为伸踝关节、伸趾。由此肌另外分出一腱，止于第5趾骨底，称第3腓骨肌，仅见于人类，是新发生的肌，可使足外翻。辅助练习同胫骨前肌。

（二）后群肌

（1）小腿三头肌（triceps surae）（图4-64）位于小腿后方皮下，特别发达，形成小腿后部的隆起。该肌由浅层的**腓肠肌**（gastrocnemius）和深层的**比目鱼肌**（soleus）组成：小腿三头肌有3个头，腓肠肌的2个头为双关节肌；比目鱼肌是单关节肌。小腿三头肌是构成小腿形态的主要肌肉，也是影响小腿围度的重要因素。腓肠肌内、外

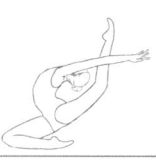

侧头分别起于股骨的内、外上髁，比目鱼肌起于胫、腓骨后面上方，两肌肌腹在小腿中部合并向下形成跟腱，止于跟骨结节。近固定收缩时，使小腿在膝关节处屈，使足在踝关节处跖屈，同时腓肠肌内侧头使屈曲的小腿外旋；外侧头使屈曲的小腿内旋。远固定收缩时，拉小腿骨上端和股骨下端向后，使膝关节伸直，维持人体直立。

中国古典舞技术动作"平转"、芭蕾"立足尖"动作等，与小腿三头肌的力量有关；中国古典舞"勾脚"类动作，如"勾脚控旁腿"，与小腿三头肌的伸展性有关。

采用"负重提踵""负重蹲起"、芭蕾基训"蹲组合"等练习可发展小腿三头肌的力量。"勾脚压前腿"等练习可发展其伸展性。

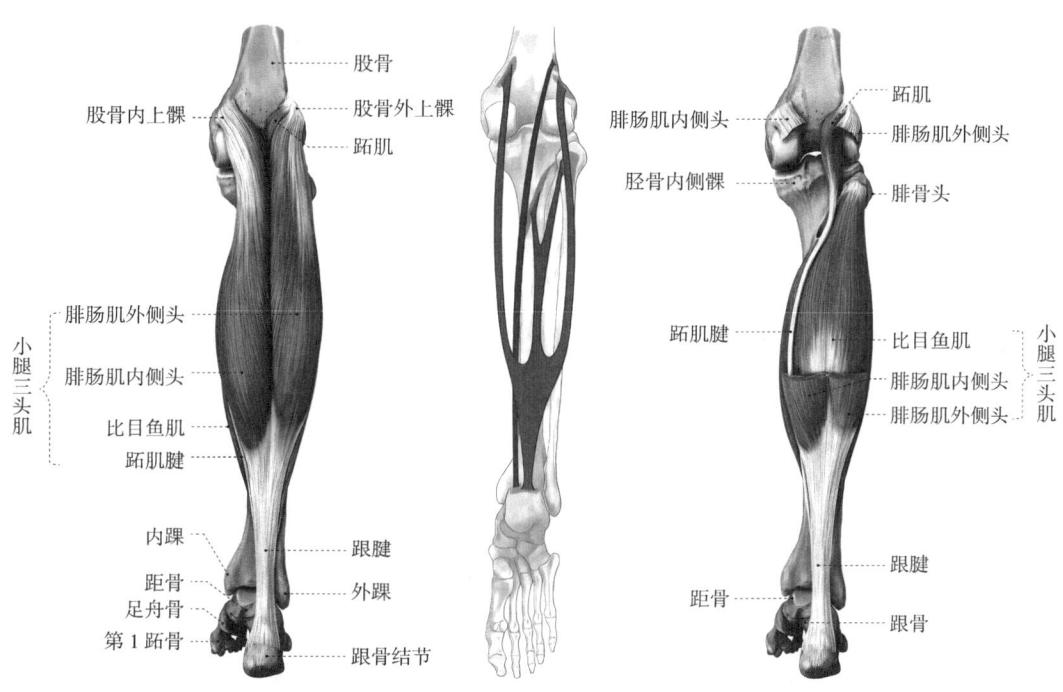

图 4-64　小腿三头肌

（2）**胫骨后肌**（tibialis posterior）（图 4-65）位于小腿三头肌深层，为羽状肌。起于胫、腓骨和骨间膜的后面，经内踝后方转至足底，止于舟骨和 3 个楔骨。近固定收缩时，使足跖屈及内翻；远固定收缩时，拉小腿向后，维持脚尖踮立，辅助练习同小腿三头肌。

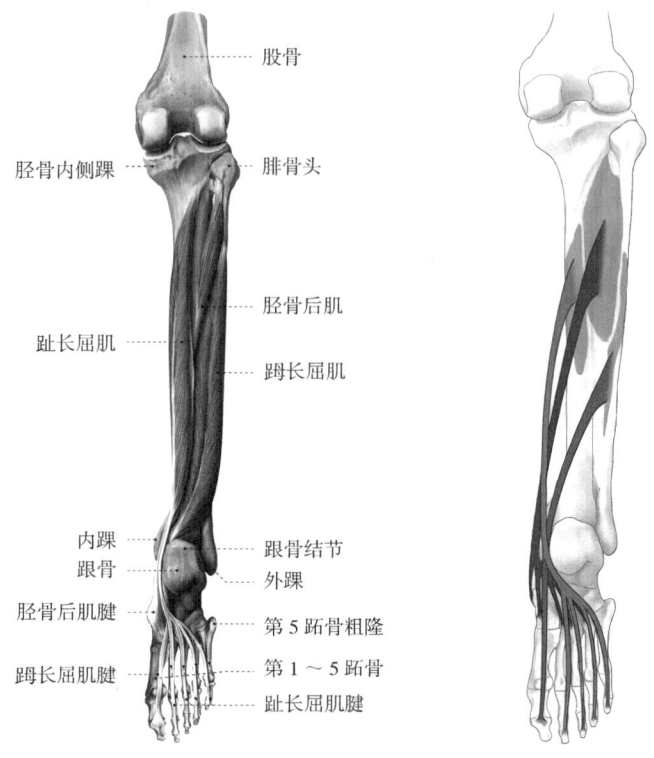

图 4-65 胫骨后肌、踇长屈肌和趾长屈肌

（3）踇长屈肌（flexor hallucis longus）（图 4-65）位于胫骨后肌外侧为羽状肌。起于腓骨体后面下方，经内踝后方转至足底，止于踇末节趾骨底。近固定收缩时，使足在踝关节处屈、内翻并屈踇趾。远固定收缩时，使小腿在踝关节处屈，维持脚尖站立姿势。此外，还有维持足横弓及外侧纵弓的功能。辅助练习同小腿三头肌。

（4）趾长屈肌（flexor digitorum longus）（图 4-65）位于胫骨后肌内侧，为羽状肌。起于胫骨后面中部，肌腱经内踝后方转至足底，止于第 2～5 趾骨底。近固定收缩时，使足在踝关节处屈，并屈第 2～5 趾；远固定收缩时，使小腿在踝关节处屈，维持足尖站立姿势。辅助练习同小腿三头肌。

（三）外侧肌群

（1）腓骨长肌（peroneus longus）（图 4-66）位于小腿外侧浅层，为单羽肌。起于腓骨体的外侧面，肌腱经外踝后方转至足底，止于第 1 楔骨和第 1 跖骨。近固定收缩时,使足在踝关节处跖屈;远固定收缩时,参与维持足尖站立和维持足弓。

(2)**腓骨短肌**(peroneus brevis)(图 4-66)于小腿外侧皮下,为单羽肌,较腓骨长肌短。起于腓骨体下侧,肌腱经外踝转至足底,止于第 5 跖骨粗隆。近固定收缩时,使足在踝关节处跖屈;远固定收缩时,参与维持脚尖站立和维持足弓。

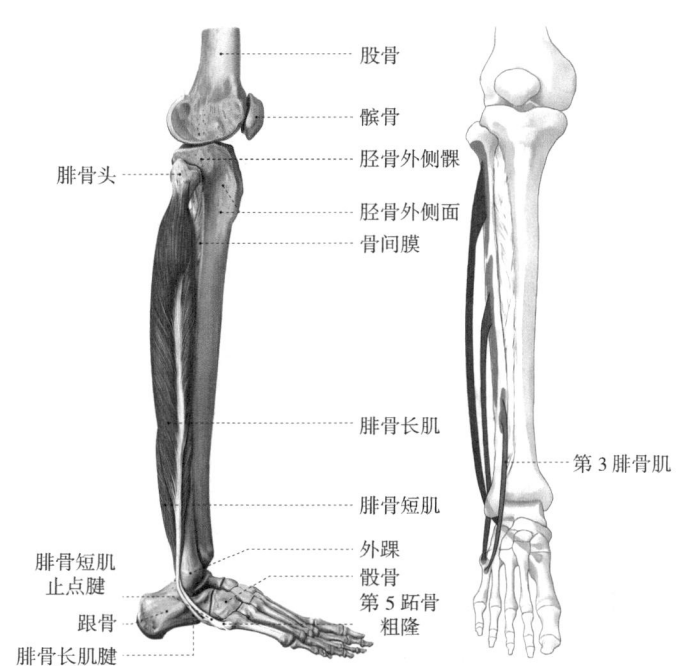

图 4-66 腓骨长肌和腓骨短肌

芭蕾的审美要求是高足弓的足背状态,与腓骨长肌、腓骨短肌的力量有关;中国古典舞"半脚掌"动作,如"点翻身"(图 4-67)中支撑腿的半脚掌,需要腓骨长肌、腓骨短肌的收缩参与;中国古典舞"抠脚"动作,与腓骨长肌、腓骨短肌的伸展性有关。

"踩瑜伽砖提踵""负重提踵"等练习可发展腓骨长肌、腓骨短肌的力量。"抠脚"练习可发展其伸展性。

四、足肌

足肌(muscles of foot)分为足背肌和足底肌(图 4-68),足背肌有跛短伸肌和趾短伸肌。足底肌分 3 群,即内侧群、中间群和外侧群,其名称与功能一致。此外,足底肌还有维持足弓的作用。

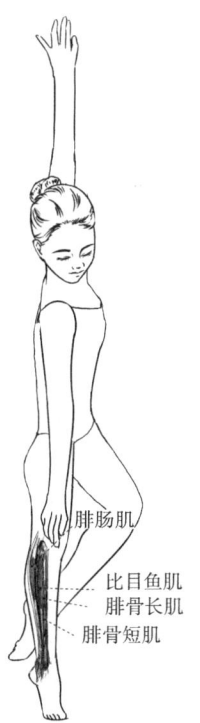

图 4-67 点翻身

勾脚尖与足背肌的力量和足底肌的伸展性有关;绷脚尖与足底肌的力量和足背肌

的伸展性有关；舞蹈中高足弓的要求与足底肌的收缩力量有关。

"弹力带抗阻勾绷脚背""足底抓弹力带"等练习可提高足肌的力量。"压脚背""勾脚尖"等练习可提高足肌的伸展性。

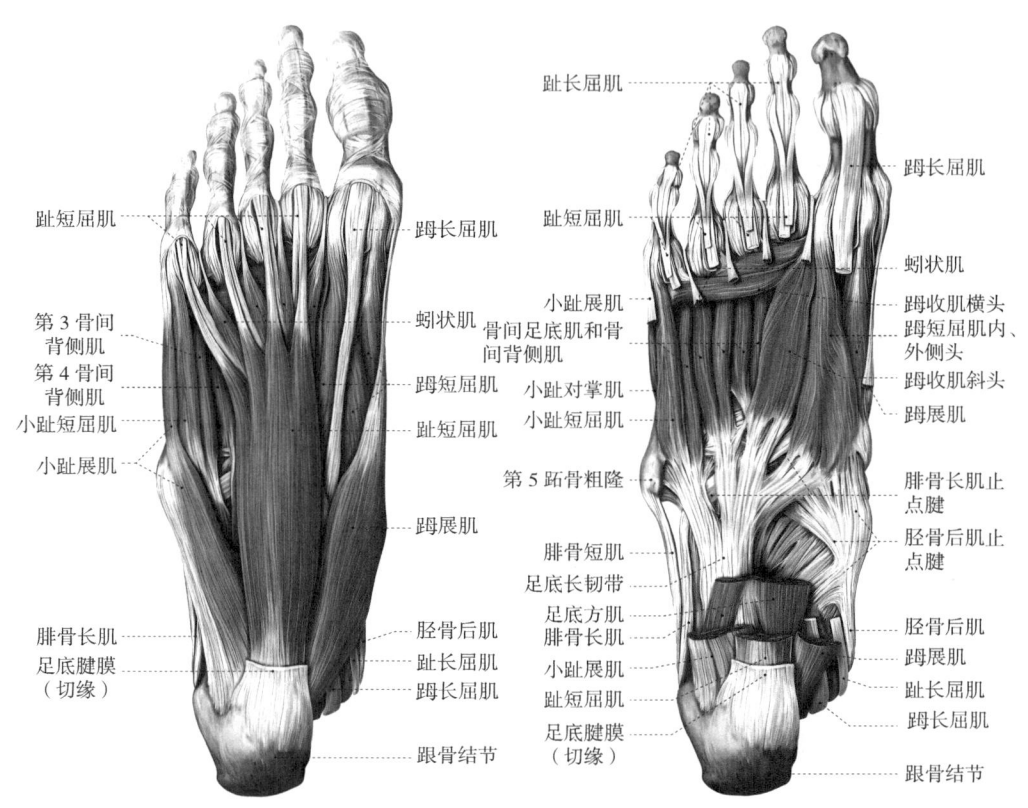

图 4-68　足底肌

下肢肌按照功能小结如表 4-4 所示。

表 4-4　下肢肌功能小结

作用部位	功能	肌肉
运动髋关节（骨盆）的肌群	屈	髂腰肌、股直肌、缝匠肌、阔筋膜张肌、耻骨肌、长收肌、短收肌
	伸	臀大肌、股二头肌、半腱肌、半膜肌、大收肌
	外展	臀中肌、臀小肌、梨状肌、臀大肌上部、阔筋膜张肌
	内收	大收肌、长收肌、短收肌、耻骨肌、股薄肌

续表

作用部位	功能	肌肉
运动髋关节（骨盆）的肌群	外旋	髂腰肌，臀大肌，臀中、小肌的后部，髋内收肌，缝匠肌，梨状肌，股方肌，闭孔内肌，闭孔外肌
	内旋	臀中肌、臀小肌前部、阔筋膜张肌
运动膝关节的肌群	屈	股二头肌、半腱肌、半膜肌、缝匠肌、股薄肌、腓肠肌
	伸	股四头肌
	内旋	缝匠肌、股薄肌、半腱肌、半膜肌、腓肠肌外侧头
	外旋	股二头肌、腓肠肌内侧头
运动踝关节的肌群	屈（跖屈）	小腿三头肌、胫骨后肌、趾长屈肌、踇长屈肌、腓骨长肌、腓骨短肌
	伸（背屈）	胫骨前肌、踇长伸肌、趾长伸肌
	外展（外翻）	腓骨长肌、腓骨短肌、第3腓骨肌、趾长伸肌
	内收（内翻）	小腿三头肌、胫骨后肌、趾长屈肌、踇长屈肌、胫骨前肌、踇长伸肌
运动跖趾关节的肌群	屈	趾长屈肌、踇长屈肌、腓骨长肌、腓骨短肌、踇短屈肌、蚓状肌、小趾短屈肌
	伸	踇长伸肌、趾长伸肌
	外展	腓骨长肌、腓骨短肌、第3腓骨肌、踇展肌、小趾展肌、骨间背侧肌、趾长伸肌
	内收	骨间足底肌、踇收肌、踇长屈肌、胫骨前肌、踇长伸肌
运动趾骨间关节的肌群	屈	趾长屈肌、踇长屈肌、踇短屈肌、蚓状肌、小趾短屈肌
	伸	踇长伸肌、趾长伸肌

第五章
舞蹈动作的解剖学分析

【学习重点】

1. 舞蹈动作解剖学分析的基本内容、方法与步骤。
2. 舞蹈动作解剖学分析举例。

舞蹈是一种用人体动作来表现的艺术形式，动作是舞蹈的基础。在舞蹈教学与科研的实践中，运用解剖学理论，对舞蹈动作进行深入分析，总结人体在完成舞蹈动作时各部分运动环节之间的机械运动规律，即骨、关节和骨骼肌的运动规律，用以科学地指导舞蹈训练，提高舞蹈的动作质量和艺术表现。

第一节　舞蹈动作解剖学分析的内容、步骤与方法

无论是简单的还是复杂的舞蹈动作，从解剖学的角度都可以描述为骨在肌拉力的作用下，以关节运动轴为支点进行转动完成的各种杠杆运动。因此，从解剖学的角度，舞蹈动作均可分解为运动环节在3个基本面内，绕3个基本运动轴的运动。

一、动作分析的内容与目的

舞蹈动作解剖学分析的内容，主要是探讨在舞蹈动作的完成过程中，人体骨、关节、骨骼肌在完成各种舞蹈动作或保持某种舞姿动作时的机械运动规律。

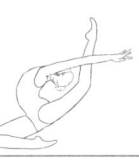

第五章 舞蹈动作的解剖学分析

舞蹈动作解剖学分析的目的，主要是了解舞蹈动作过程中关节运动特点与运动幅度，参与工作的运动肌群及其工作特征，为科学地、有针对性地发展肌肉的力量、伸展性等提供解剖学的理论指导，为评价、鉴别舞蹈动作技术的合理性、科学性，改进舞蹈教学，提高舞蹈技术技巧水平提供解剖学依据。

二、动作分析的步骤

随着舞蹈动作的创新与发展、传统舞蹈项目的挖掘与传承，舞蹈种类的日益增多，舞蹈动作千姿百态、千变万化，数不胜数。依据肌工作的特征，可将舞蹈动作分为两类，即在运动过程中运动环节发生位移或相对身体位置变化，肌以动力性工作为主的动力性动作，以及在运动过程中保持身体姿势相对不变，肌以静力性工作为主的静力性动作。

（一）动力性动作的分析步骤

动力性动作的解剖学分析，通常可分为动作阶段的划分与描述、各动作阶段关节的运动及其原动肌的工作分析、小结与建议3个步骤。

1. 动作阶段的划分与动作描述

动作阶段的划分有两种方法：

从事舞蹈专业的学生与专业工作者，可按照专项理论与动作技术，依据组成动作的几个部分或动作结构划分动作阶段；如大跳的下肢动作可分为起跳、撩前腿、踢后腿、落地4个动作阶段。大跳动作的描述可结合专项技术动作要领与要求进行描述，起跳阶段是膝关节屈曲，下肢半蹲预先拉长大腿前侧肌肉；撩前腿阶段是小腿用力后蹬获得向上、向前的动力，前腿髋关节屈曲，膝关节迅速伸至小腿伸直；踢后腿阶段是起跳后，维持前腿姿势的基础上，后腿膝关节保持伸的同时髋关节伸，在空中迅速后踢，形成空中舞姿；落地阶段是四肢迅速向躯干收回，膝关节屈曲，双腿缓慢落地以减少对下肢的冲力。

非舞蹈专业或对动作结构不够熟悉的人员，可按照关节运动状态的变化划分动作阶段；如大跳的下肢动作可分为起跳、腾空、落地3个动作阶段。

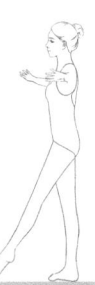

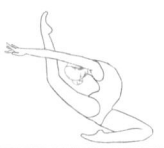

如果是周期性的舞蹈动作，应在动作阶段的划分之前，先划分技术动作范围来确定动作周期。

2. 各动作阶段的关节运动及其原动肌分析

各动作阶段的关节运动及其原动肌分析是对舞蹈技术动作进行分析的核心部分。要完整、准确地进行舞蹈动作的解剖学分析，必须要识别每个动作阶段中各关节的活动情况，分析在动作的各个阶段中各运动环节绕关节做什么运动，以及关节结构（如韧带、关节软骨等）在运动中发生什么变化，对动作起什么作用，在这个基础上，才能确定关节的活动形式和原动肌的工作情况。通常采用表格的形式简洁明了地记录关节运动和原动肌的分析情况。

各动作阶段的关节运动及其原动肌具体的分析步骤包括：

① 明确各运动环节在相应关节处的运动。分别判断出某一运动环节应在哪一关节处产生运动，并且分析出该关节运动的方向（如屈、伸、内收、外展、内旋、外旋等）。
② 明确环节运动方向与外力作用方向间的关系。
③ 根据外力和肌力之间的相互关系，应用环节受力分析的方法确定原动肌。
④ 分析各环节原动肌的工作条件。
⑤ 分析各环节原动肌的工作性质。

3. 小结与建议

在舞蹈动作完成过程中，针对关节运动的特点与幅度以及工作肌群的工作条件与特征，对不同动作的分析讨论与建议可有所侧重。

舞蹈专项动作应从舞蹈技术的角度侧重于技术性评价与建议，指出完成动作的关键部分及易出现的错误动作，以及改进动作技术的方法与建议。在舞蹈实践中对专业舞者的技术动作进行诊断时，应综合考虑工作肌群及其协作关系。

发展身体素质的辅助性练习动作，应侧重于练习作用或效果的评价与建议，指出该练习动作对发展某部肌群（力量或伸展性）所产生的作用与效果，以及辅助性练习对改进某技术动作结构的有效性。

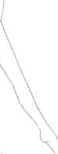

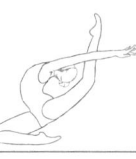

（二）静力性动作的分析步骤

静力性动作的解剖学分析，通常可分为描述动作姿势、分析维持动作姿势的原动肌、评价与建议3个步骤。

1.描述动作姿势

对静力性动作进行分析时应结合动作要领与要求，使用关节运动术语描述维持动作姿势过程中人体各环节所处的状态。如在耗前腿动作中，前腿上抬保持在髋关节处的屈位状态。

2.分析维持动作姿势的原动肌

分析维持静力性动作姿势的原动肌时，可根据在外力矩的作用下人体环节产生运动的趋势来确定原动肌。原动肌收缩产生的肌力矩用来对抗外力矩，以维持动作姿势。如在耗前腿动作中，前腿在髋关节处保持屈位，而重力的作用是使大腿在髋关节处产生伸（下落）的运动趋势，配布髋关节的屈肌群作为原动肌，在近固定条件下完成支持工作（肌力矩＝外力矩）以维持动作姿势。

3.评价与建议

同动力性动作的分析步骤的评价与建议。

三、动作分析的方法

（一）关节运动分析

舞蹈动作过程中的关节运动具有直观的特点，并且能够被相对准确地感知，可以作为运动解剖学动作分析的已知条件。熟悉、掌握、准确地描述各种舞蹈动作中的关节运动十分重要，是突破原动肌分析难点的关键。采用的方法是结合专项动作技术要领与要求，运用关节运动术语逐阶段地进行描述。运动环节通常以相邻关节运动的部

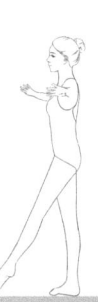

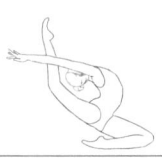

位名称来表示。分析动作时,需要考虑以下内容。运动环节中身体什么部分(或哪部分骨)相对哪一关节在运动?它们叫什么名称?

(二)原动肌分析

在舞蹈动作的解剖学分析中,一般仅分析引起关节运动的原动肌,对抗肌、固定肌与中和肌均是依据原动肌的概念提出的,找出直接参与完成动作的原动肌,其他运动肌群的分析就迎刃而解了。

原动肌的解剖学分析方法是结合运动生物力学等知识形成的,通常采用环节受力分析法。环节受力分析法是根据环节运动方向与外力矩作用方向,以及环节运动速度三者之间的关系,分析完成舞蹈动作的原动肌的方法。对原动肌分析的要求是,指出原动肌群的名称、工作条件和工作性质。

在舞蹈实践中,环节运动方向通常分为对抗外力矩向上或向下运动,外力矩的作用方向受重力的影响始终向下。因此,环节运动方向与外力矩作用方向之间构成两种关系。第一种,环节运动方向向上与外力矩作用方向相反;第二种,环节运动方向同于重力方向向下与外力矩作用方向相同。若环节运动方向与外力矩作用方向相同,参照速度应为外力矩使环节产生的运动速度,有以下两种情况:一种是环节进行加速运动,另一种是环节进行减速运动。

综上所述,采用环节受力分析法进行原动肌分析,可分为下述3种情况(表5-1):

第一种,环节运动方向与外力矩作用方向相反(简称相反)。在舞蹈动作的完成过程中,若环节对抗外力矩向上运动时,原动肌配布在关节运动方向的同侧(即关节完成屈的运动时,原动肌是该关节的屈肌群),收缩施力的方向与环节运动方向一致。由于肌力矩大于外力矩,因此原动肌在不同固定条件下完成向心工作使环节产生加速运动。如中国古典舞踢腿组合中踢前腿动作的上踢动作阶段,大腿在髋关节屈的运动是髋关节屈肌群作为原动肌,在近固定条件下完成向心工作牵拉大腿快速前踢。

第二种,环节运动方向与外力矩作用方向相同的加速运动(简称相同快)。若环节运动方向同于外力矩方向向下进行快速运动时,原动肌配布在关节运动方向的同侧(同上),收缩施力的方向与环节运动方向一致。原动肌在不同固定条件下

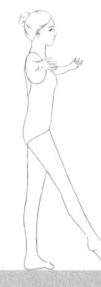

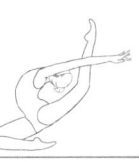

第五章 舞蹈动作的解剖学分析

完成向心工作使环节产生加速运动。如中国古典舞踢腿组合中踢前腿快踢快落动作的下落动作阶段，大腿在髋关节处伸的动作是髋关节伸肌群作为原动肌，在近固定条件下完成向心工作牵引大腿快速下落。

第三种，环节运动方向与外力矩作用方向相同的减速运动（简称相同慢）。若环节运动方向向下进行减速运动时，原动肌应配布在关节运动方向的对侧（即关节完成屈的运动时，原动肌是该关节的伸肌群），收缩施力的方向在环节运动方向的异侧形成阻力以延缓环节的运动速度。由于肌力矩小于外力矩，原动肌虽尽力收缩但渐渐退让拉长完成离心工作，所以环节仍然向外力矩的作用方向进行运动使运动速度减慢。如中国古典舞踢腿组合中踢前腿快踢慢落动作的下落动作阶段，大腿在髋关节处伸的动作是髋关节屈肌群作为原动肌，在近固定条件下完成离心工作牵引大腿缓慢下落。

表 5–1 原动肌分析表

环节运动方向与外力矩作用方向关系	环节运动速度	原动肌的配布	肌工作特征		
			肌力矩与外力距	工作性质	作用
相反	—	关节运动方向同侧	肌力矩＞外力矩	向心工作	加速
相同	快	关节运动方向同侧	肌力矩＞外力矩	向心工作	加速
相同	慢	关节运动方向对侧	肌力矩＜外力矩	离心工作	减速

第二节 舞蹈动作解剖学分析举例

一、动力性动作解剖学分析的示例

（一）古典舞元宝跳动作

1. 动作阶段的划分与动作描述

根据环节运动的变化趋势及动作的发展方向，将元宝跳完整动作划分为并步起跳阶段、空中舞姿形成阶段、落地缓冲阶段3个阶段。

元宝跳开始姿势描述：动作开始时，目视正前方，沉肩，肩胛骨下沉，两手臂在肩关节外展平抬于身旁，高度与肩齐平，肘关节微屈，前臂内旋成弧形，掌心向旁，手指伸，指尖微向上。躯干保持直立，骨盆保持中立位。以右为例，左腿为支撑腿，髋外旋转开，膝伸直，左脚站立支撑于地面承担体重，从头到左足跟形成一条直线，重心垂直投影线落在跖指关节下方。右腿为动力腿，髋外展外旋，膝伸直，绷脚，足跖屈，跖趾关节屈，呈前点地位置（图5-1a）。

第一阶段——并步半蹲起跳阶段，动作描述：低头自然目视下方，含胸，肩胛骨前伸，两手臂在肩关节外展至上位，然后上臂伸、内收，肘关节屈，桡腕关节屈，双手交叉于胸前，掌心向后，手指伸，指尖微向上。躯干屈，骨盆保持中立位，尾椎垂直于地面。双腿并拢，屈髋屈膝，足背屈，跖趾关节保持伸直位，双脚站于地面（图5-1b）。

第二阶段——空中舞姿形成阶段，动作描述：抬头，展胸，肩胛骨后缩，两手臂在肩关节外展、伸，肘关节伸，桡腕关节伸，掌指关节、指关节伸。躯干后伸，骨盆后倾。以右为例，左腿屈髋屈膝，右腿髋关节外旋同时伸髋屈膝，双脚绷紧，足跖屈，跖趾关节屈（图5-1c）。

第三阶段——落地缓冲阶段，动作描述：低头自然目视下方，含胸，肩胛骨前伸，两手臂在肩关节顺势内收至体旁，肘关节、桡腕关节、掌指关节、指关节保持伸直。躯干前屈，骨盆回到中立位。以右为例，双腿收回落地缓冲，左腿伸髋伸膝，右腿屈髋屈膝，双足背屈，跖趾关节伸，缓慢落于地面（图5-1d）。

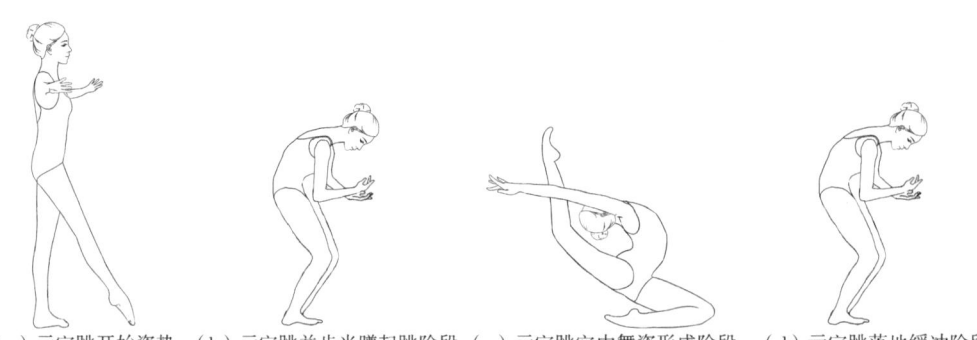

（a）元宝跳开始姿势　（b）元宝跳并步半蹲起跳阶段　（c）元宝跳空中舞姿形成阶段　（d）元宝跳落地缓冲阶段

图5-1　元宝跳

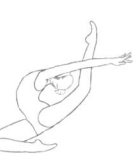

第五章 舞蹈动作的解剖学分析

2. 各动作阶段的关节运动及其原动肌分析

第一阶段：并步蹲阶段的关节运动与原动肌分析（表 5-2，图 5-1b）。

表 5-2　元宝跳并步半蹲阶段的解剖学分析

运动环节	关节	运动表现	环节运动方向与外力矩关系	环节运动速度	原动肌 运动肌群	组成	工作条件	工作性质
肩带	胸锁关节	肩胛骨前伸	相反	—	肩胛骨前伸肌群	前锯肌、胸小肌	近固定	向心工作
上臂	肩关节	内收	相反	—	肩关节内收肌群	胸大肌、背阔肌、大圆肌、小圆肌、冈下肌、肩胛下肌	近固定	向心工作
前臂	肘关节	屈	相反	—	肘关节屈肌群	肱二头肌、肱肌、肱桡肌、旋前圆肌	近固定	向心工作
手掌	桡腕关节	屈	相反	—	桡腕关节屈肌群	桡侧腕屈肌、掌长肌、尺侧腕屈肌、指浅屈肌、指深屈肌	近固定	向心工作
手指	掌指关节、指关节	伸	相反	—	掌指关节、指关节屈肌群	拇长伸肌、拇短伸肌、食指、小指固有伸肌	近固定	支持工作
脊柱	椎间盘、关节突关节	屈	相反	—	脊柱屈肌群	胸锁乳突肌、腹直肌、腹外斜肌、腹内斜肌、髂腰肌	下固定	向心工作
骨盆	髋关节	屈	相同	快	髋关节屈肌群	髂腰肌、股直肌、缝匠肌、阔筋膜张肌、耻骨肌、长收肌、短收肌	远固定	向心工作
大腿	膝关节	屈	相同	快	膝关节屈肌群	股二头肌、半腱肌、半膜肌、缝匠肌、股薄肌、腓肠肌	远固定	向心工作

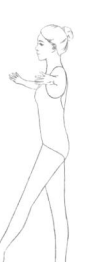

续表

运动环节	关节	运动表现	环节运动方向与外力矩关系	环节运动速度	原动肌 运动肌群	原动肌 组成	工作条件	工作性质
小腿	踝关节	伸（背屈）	相同	快	踝关节伸肌群	胫骨前肌、踇长伸肌、趾长伸肌	远固定	向心工作
足跗部	跖趾关节	伸直位	相反	—	跖趾关节伸肌群	踇长伸肌、趾长伸肌	远固定	支持工作
足趾	趾间关节	伸直位	相反	—	趾关节伸肌群	踇长伸肌、趾长伸肌	远固定	支持工作

第二阶段：元宝跳空中舞姿形成阶段的关节运动与原动肌分析（表5-3，图5-1c）。

表5-3 元宝跳空中舞姿形成阶段的解剖学分析

运动环节	关节	运动表现	环节运动方向与外力矩关系	原动肌 运动肌群	原动肌 组成	工作条件	工作性质
肩带	胸锁关节	肩胛骨后缩	相反	肩胛骨后缩肌群	斜方肌、菱形肌	近固定	向心工作
上臂	肩关节	外展	相反	肩关节外展肌群	三角肌、冈上肌	近固定	向心工作
		伸	相反	肩关节伸肌群	背阔肌、三角肌后部、大圆肌、小圆肌、冈下肌、肱三头肌长头	近固定	向心工作
前臂	肘关节	伸	相反	肘关节伸肌群	肱三头肌、肘肌	近固定	向心工作
手掌	腕关节	伸	相反	腕关节伸肌群	桡侧腕长伸肌、桡侧腕短伸肌、尺侧腕伸肌、拇长伸肌、拇短伸肌、食指、小指固有伸肌	近固定	向心工作
手指	掌指关节、指关节	伸	相反	掌指关节、指关节伸肌群	拇长伸肌、拇短伸肌、食指、小指固有伸肌	近固定	向心工作
脊柱	椎间盘、关节突关节	伸	相反	脊柱伸肌群	斜方肌、夹肌、竖脊肌	下固定	向心工作
大腿（左）	髋关节（左）	屈（前倾）	相反	髋关节屈肌群	髂腰肌、股直肌、缝匠肌、阔筋膜张肌、耻骨肌、长收肌、短收肌	近固定	向心工作
小腿（左）	膝关节（左）	屈	相反	膝关节屈肌群	股二头肌、半腱肌、半膜肌、缝匠肌、股薄肌、腓肠肌	近固定	向心工作

续表

运动环节	关节	运动表现	环节运动方向与外力矩关系	原动肌		工作条件	工作性质
				运动肌群	组成		
足跗部（左）	踝关节（左）	屈（跖屈）	相反	踝关节屈肌群	小腿三头肌、胫骨后肌、趾长屈肌、踇长屈肌、腓骨长肌、腓骨短肌	近固定	向心工作
足趾（左）	跖趾关节、趾间关节（左）	屈	相反	跖趾关节、趾间关节屈肌群	趾长屈肌、踇长屈肌、腓骨长肌、腓骨短肌、踇短屈肌、蚓状肌、小趾短屈肌	近固定	向心工作
大腿（右）	髋关节（右）	伸（后倾）	相反	髋关节伸肌群	臀大肌、股二头肌、半腱肌、半膜肌、大收肌	近固定	向心工作
		外旋	相反	髋关节外旋肌群	髂腰肌、臀大肌、臀中和臀小肌的后部、髋内收肌、缝匠肌、梨状肌、股方肌、闭孔内肌、闭孔外肌	近固定	向心工作
小腿（右）	膝关节（右）	屈	相反	膝关节屈肌群	股二头肌、半腱肌、半膜肌、缝匠肌、股薄肌、腓肠肌	近固定	向心工作
足跗部（右）	踝关节（右）	屈（跖屈）	相反	踝关节屈肌群	小腿三头肌、胫骨后肌、趾长屈肌、踇长屈肌、腓骨长肌、腓骨短肌	近固定	向心工作
足趾（右）	跖趾关节、趾间关节（右）	屈	相反	跖趾关节、趾间关节屈肌群	趾长屈肌、踇长屈肌、腓骨长肌、腓骨短肌、踇短屈肌、蚓状肌、小趾短屈肌	近固定	向心工作

第三阶段：元宝跳落地缓冲阶段的关节运动与原动肌分析（表 5-4，图 5-1d）。

表 5-4　元宝跳落地缓冲阶段的解剖学分析

运动环节	关节	运动表现	环节运动方向与外力矩关系	原动肌		工作条件	工作性质
				运动肌群	组成		
肩带	胸锁关节	肩胛骨前伸	相反	肩胛骨前伸肌群	前锯肌、胸小肌	近固定	向心工作
上臂	肩关节	内收	相反	肩关节内收肌群	胸大肌、背阔肌、大圆肌、小圆肌、冈下肌、肩胛下肌	近固定	向心工作
前臂	肘关节	伸	相反	肘关节伸肌群	肱三头肌、肘肌	近固定	支持工作

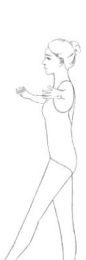

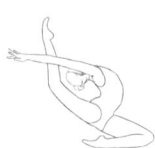

续表

运动环节	关节	运动表现	环节运动方向与外力矩关系	原动肌		工作条件	工作性质
				运动肌群	组成		
手掌	桡腕关节	伸	相反	桡腕关节伸肌群	桡侧腕长伸肌、桡侧腕短伸肌、尺侧腕伸肌、拇长伸肌、拇短伸肌、食指、小指固有伸肌	近固定	支持工作
手指	掌指关节、指关节	伸	相反	掌指关节、指关节伸肌群	拇长伸肌、拇短伸肌、食指、小指固有伸肌	近固定	支持工作
脊柱	椎间盘、关节突关节	屈	相反	脊柱屈肌群	胸锁乳突肌、腹直肌、腹外斜肌、腹内斜肌、髂腰肌	下固定	向心工作
大腿（左）	髋关节（左）	伸	相同	髋关节屈肌群	髂腰肌、股直肌、缝匠肌、阔筋膜张肌、耻骨肌、长收肌、短收肌	近固定	离心工作
小腿（左）	膝关节（左）	伸（背屈）	相同	膝关节屈肌群	股二头肌、半腱肌、半膜肌、缝匠肌、股薄肌、腓肠肌	近固定	离心工作
足跗部（左）	踝关节（左）	伸	相同	踝关节屈肌群	小腿三头肌、胫骨后肌、趾长屈肌、踇长屈肌、腓骨长肌、腓骨短肌	近固定	离心工作
足趾（左）	跖趾关节、趾间关节（左）	伸	相同	跖趾关节、趾关节屈肌群	趾长屈肌、踇长屈肌、腓骨长肌、腓骨短肌、踇短屈肌、蚓状肌、小趾短屈肌	近固定	离心工作
大腿（右）	髋关节（右）	屈	相同	髋关节伸肌群	臀大肌、股二头肌、半腱肌、半膜肌、大收肌	近固定	离心工作
		内旋	相同	髋关节外旋肌群	髂腰肌、臀大肌、臀中和臀小肌的后部、髋内收肌、缝匠肌、梨状肌、股方肌、闭孔内肌、闭孔外肌	近固定	离心工作
小腿（右）	膝关节（右）	屈	相同	膝关节屈肌群	股二头肌、半腱肌、半膜肌、缝匠肌、股薄肌、腓肠肌	近固定	离心工作
足跗部（右）	踝关节（右）	伸（背屈）	相同	踝关节屈肌群	小腿三头肌、胫骨后肌、趾长屈肌、踇长屈肌、腓骨长肌、腓骨短肌	近固定	离心工作
足趾（右）	跖趾关节、趾间关节（右）	伸	相同慢	跖趾关节、趾关节屈肌群	趾长屈肌、踇长屈肌、腓骨长肌、腓骨短肌、踇短屈肌、蚓状肌、小趾短屈肌	近固定	离心工作

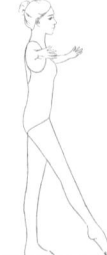

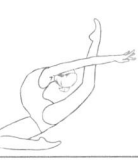

3. 小结与建议

元宝跳是古典舞的经典舞姿动作，动作完成艺术表现重点在第二阶段空中舞姿形成阶段，保证空中舞姿的质量主要在于起跳阶段，落地阶段对膝关节、踝关节的缓冲有重要作用。在动作完成过程中，要求舞者起跳速度快、空中舞姿动作舒展、落地轻。

元宝跳动作的起跳阶段决定跳起后的高度与速度，影响空中舞姿形成的质量。起跳下蹲时，下肢各关节的快速屈曲，可预先拉长参与起跳动作的原动肌，使下蹲阶段产生的动能以弹性势能的形式储存在使髋关节伸、膝关节伸、踝关节屈的运动肌群中，以增大蹬地起跳的力量；同时应注意上肢与下肢动作的配合，上肢摆动方向、速度和幅度对下肢运动具有很大的影响，快速有力的协调摆臂可提高弹跳能力；两臂快速上摆上提，后腿充分快速上摆，起跳腿快速蹬伸，能有效提高起跳腿部蹬伸力量以获得更大的高度和速度，增加在空中的停留时间，保证空中动作的完成质量。

在元宝跳动作空中舞姿的完成过程中，注意不要僵硬、卡顿，胳膊和腿尽量伸直打开，跳起下后腰时，要向上方提气拔起，收腹立腰，头向上顶。动作的艺术性与上肢在肩关节的运动幅度和下肢前、后侧肌群的力量、伸展性有关。

元宝跳落地时，注意缓冲，加强下肢肌肉的离心收缩，防止地面的反作用力过大而发生损伤。

辅助训练：采用"小跳""高抬腿"等方式提高跳跃能力，在训练过程中强化核心稳定，增强臀大肌、股四头肌、小腿三头肌的肌肉力量；采用"压后胯""踢后腿"等动作加强臀大肌、髂腰肌等肌群的伸展性，使其共同协调完成动作。

（二）芭蕾 fouetté 动作

1. 动作阶段的划分与动作描述

芭蕾 fouetté（单足趾尖旋转）动作是周期性动作，动力腿从旁吸腿位经过前直腿、旁直腿、吸腿半脚尖旋转至准备伸膝，是一个动作周期。

根据环节运动的变化趋势及动作的发展方向，将芭蕾 fouetté 动作完整动作划分为前直腿屈膝阶段、旁直腿半脚尖阶段、吸腿半脚尖转阶段3个阶段。

芭蕾 fouetté 开始姿势描述：目视前方，沉肩，肩胛骨下沉，两手臂在肩关节屈、外展，肘关节屈，使手臂成弧形，双手置于身体正前方，高度位于横隔位置，两手间保持一拳距离，桡腕关节屈，掌心向内，掌指关节和指关节微屈，指尖自然延伸。躯干保持直立，骨盆于中立位。以右为例，左腿支撑于地面，从头到左足跟形成一条直线，髋关节外旋，膝伸直，足跖屈，跖趾关节伸，立半脚尖；右腿为动力腿，髋外旋外展，膝关节屈，绷脚，足跖屈，跖趾关节屈，呈旁吸腿位置（图5-2a）。

第一阶段——前直腿屈膝阶段，动作描述：头带动躯干向一点方向转动，目视前方，沉肩，肩胛骨下沉。左手从二位到七位，左手臂在肩关节处外展向旁打开，肘关节伸至微屈状态，高度位于腰间，前臂内旋，左臂呈弧线；右手保持二位，肩关节屈、肘关节屈的状态，前臂内旋，使手臂成弧形，高度位于横隔位置；双侧上肢的桡腕关节屈，掌指关节和指关节微屈，指尖自然延伸。躯干保持直立，骨盆于中立位，尾椎垂直于地面。左腿从 relevé（立半脚尖）经过半脚掌、脚后跟落下到 dimi plié（半蹲），动作过程中保持髋关节外旋的状态，髋关节屈，膝关节屈，足背屈，跖趾关节屈，至半蹲位，为下一次蹬地旋转蓄力；右腿从 passé（外开吸腿）经过 attitude（鹤立式舞姿）到前直腿，右腿保持髋关节外旋、屈，绷脚，足跖屈，跖趾关节屈的状态，膝关节伸，至身体正前（图5-2b）。

第二阶段——旁直腿半脚尖阶段，动作描述：头向前，目视前方，沉肩，肩胛骨下沉，左手由七位到七位 allongé（伸展），肩胛骨后缩，打开胸廓，保持肩关节外展，肘关节屈的状态；右手由二位到七位 allongé（伸展），肩水平外展向旁打开，肘关节伸至微屈状态，高度位于腰间；双侧上肢的前臂外旋，桡腕关节伸，掌指关节和指关节微屈，指尖自然延伸。躯干保持直立，骨盆于中立位。左腿从 dimi plié（半蹲）蹬起到 relevé（立半脚尖），该动作过程中快速完成髋关节伸，膝关节伸，足跖屈，跖趾关节伸，至立半脚尖位，从而获得旋转的动力；右腿从前直腿经过 rond de jembe（划圈）快速划到 à la seconded（二位旁腿延伸在空中），保持髋关节外旋，膝关节伸，足跖屈，跖趾关节屈，维持直腿绷脚的姿势，同时快速完成髋关节屈、外展，至身体正旁位（图5-2c）。

第三阶段——吸腿半脚尖转阶段，动作描述：当旋转超过90°后，迅速甩头，转

第五章 舞蹈动作的解剖学分析

回至一点方向,沉肩,肩胛骨下沉。双手从七位 allongé(伸展)回到二位,肩胛骨前伸至中立位,手臂在肩关节处屈、内收,肘关节屈,前臂内旋,手臂成弧形,两手间保持一拳距离,置于身体正前方,高度于横膈位置,桡腕关节屈,掌心向内,掌指关节和指关节微屈,指尖自然延伸。躯干保持直立,骨盆于中立位。左腿保持 relevé(半脚尖立)随右腿向右旋转,此时髋关节外旋、伸,膝关节伸,足跖屈,跖趾关节伸,整个过程需稳定旋转;右腿从 à la seconded(二位旁腿延伸在空中)回到 passé(外开吸腿),保持髋关节屈、外展、外旋,足跖屈,绷脚,跖趾关节屈的状态,快速屈膝,回转半径变小,旋转速度增加,获得旋转动力(图 5-2d)。

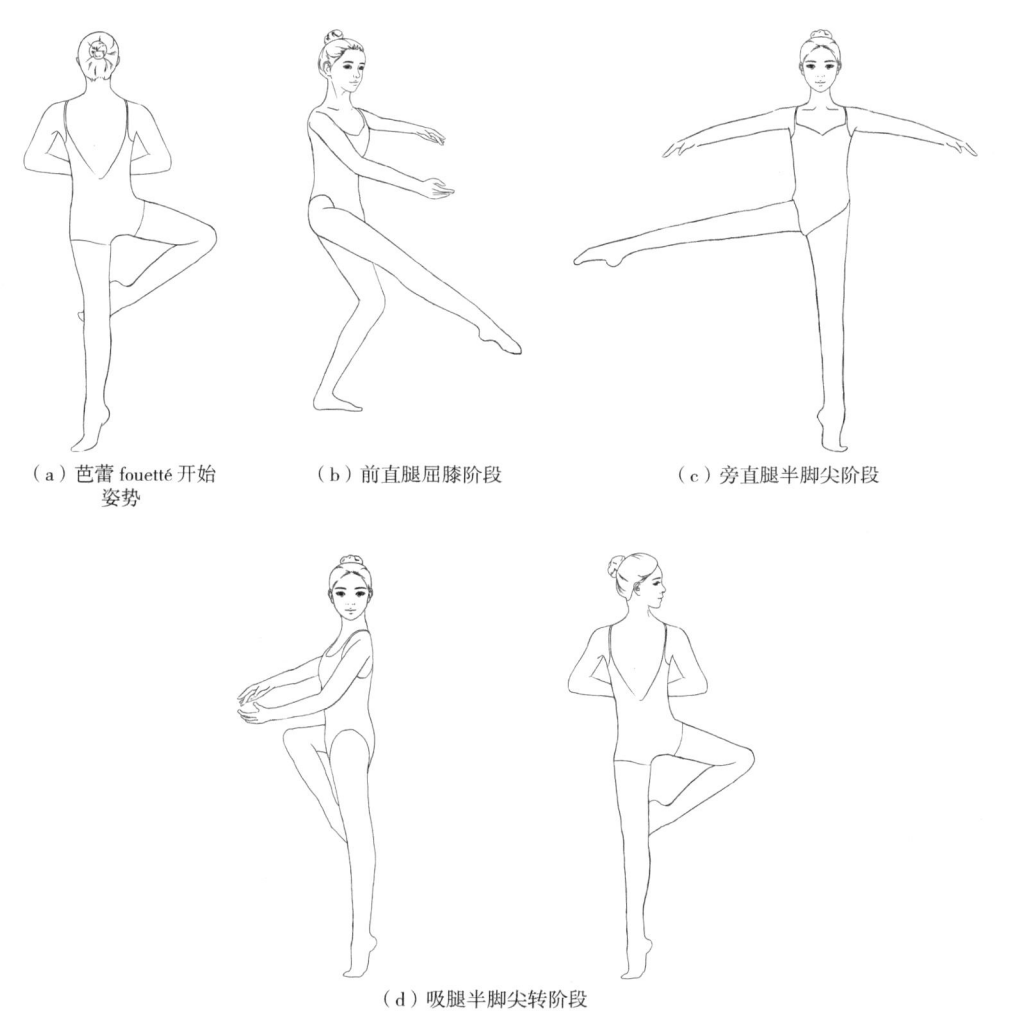

(a)芭蕾 fouetté 开始姿势　　(b)前直腿屈膝阶段　　(c)旁直腿半脚尖阶段

(d)吸腿半脚尖转阶段

图 5-2　fouetté

2. 各动作阶段的关节运动及其原动肌分析

第一阶段：前直腿屈膝阶段的关节运动与原动肌分析（表 5-5，图 5-2b）。

表 5-5　芭蕾 fouetté 动作前直腿屈膝阶段的解剖学分析

运动环节	关节	运动表现	环节运动方向与外力距关系	原动肌		工作条件	工作性质
				运动肌群	组成		
肩带	胸锁关节	肩胛骨下降	相反	肩胛骨下降肌群	斜方肌下部、前锯肌下部、胸小肌	近固定	支持工作
上臂（左）	肩关节（左）	外展	相反	肩关节外展肌群	三角肌、冈上肌	近固定	向心工作
前臂（左）	肘关节（左）	伸	相反	肘关节伸肌群	肱三头肌、肘肌	近固定	向心工作
上臂（右）	肩关节（右）	屈	相反	肩关节屈肌群	胸大肌、三角肌前部、喙肱肌、肱二头肌	近固定	支持工作
前臂（右）	肘关节（右）	屈	相反	肘关节屈肌群	肱二头肌、肱肌、肱桡肌、旋前圆肌	近固定	支持工作
前臂	桡尺近侧关节、桡尺远侧关节	内旋	相反	前臂旋前肌群	旋前圆肌、旋前方肌	近固定	支持工作
手掌	桡腕关节	屈	相反	桡腕关节屈肌群	桡侧腕屈肌、掌长肌、尺侧腕屈肌、指浅屈肌、指深屈肌	近固定	支持工作
手指	掌指关节、指间关节	屈	相反	掌指关节、指间关节屈肌群	指浅屈肌、指深屈肌、蚓状肌、拇短屈肌、小指短屈肌	近固定	支持工作
骨盆（左）	髋关节（左）	外旋	相反	髋关节外旋肌群	髂腰肌、臀大肌、臀中和臀小肌的后部、髋内收肌、缝匠肌、梨状肌、股方肌、闭孔内肌、闭孔外肌	远固定	支持工作

第五章 舞蹈动作的解剖学分析

续表

运动环节	关节	运动表现	环节运动方向与外力距关系	原动肌		工作条件	工作性质
				运动肌群	组成		
骨盆（左）	髋关节（左）	屈	相反	髋关节屈肌群	髂腰肌、股直肌、缝匠肌、阔筋膜张肌、耻骨肌、长收肌、短收肌	远固定	向心工作
大腿（左）	膝关节（左）	屈	相反	膝关节屈肌群	股二头肌、半腱肌、半膜肌、缝匠肌、股薄肌、腓肠肌	远固定	向心工作
小腿（左）	踝关节（左）	伸	相反	踝关节伸肌群	胫骨前肌、跚长伸肌、趾长伸肌	远固定	向心工作
足跗部（左）	跖趾关节（左）	屈	相反	跖趾关节屈肌群	趾长屈肌、跚长屈肌、腓骨长肌、腓骨短肌、跚短屈肌、蚓状肌、小趾短屈肌	远固定	向心工作
足趾（左）	趾间关节（左）	屈	相反	趾间关节屈肌群	趾长屈肌、跚长屈肌、跚短屈肌、蚓状肌、小趾短屈肌	近固定	支持工作
大腿（右）	髋关节（右）	外旋	相反	髋关节外旋肌群	髂腰肌、臀大肌、臀中和臀小肌的后部、髋内收肌、缝匠肌、梨状肌、股方肌、闭孔内肌、闭孔外肌	近固定	支持工作
		屈	相反	髋关节屈肌群	髂腰肌、股直肌、缝匠肌、阔筋膜张肌、耻骨肌、长收肌、短收肌	近固定	支持工作
小腿（右）	膝关节（右）	伸	相反	膝关节伸肌群	股四头肌	近固定	向心工作
足跗部（右）	踝关节（右）	屈（跖屈）	相反	踝关节屈肌群	小腿三头肌、胫骨后肌、趾长屈肌、跚长屈肌、腓骨长肌、腓骨短肌	近固定	支持工作
足趾（左）	跖趾关节、趾间关节（左）	屈	相反	跖趾关节、趾间关节屈肌群	趾长屈肌、跚长屈肌、跚短屈肌、蚓状肌、小趾短屈肌	近固定	支持工作

第二阶段：旁直腿半脚尖阶段的关节运动与原动肌分析（表 5-6，图 5-2c）。

表 5-6　芭蕾 fouetté 动作旁直腿半脚尖阶段的解剖学分析

运动环节	关节	运动表现	环节运动方向与外力距关系	原动肌		工作条件	工作性质
				运动肌群	组成		
肩带	胸锁关节	肩胛骨下降	相反	肩胛骨下降肌群	斜方肌下部、前锯肌下部、胸小肌	近固定	支持工作
		肩胛骨后缩	相反	肩胛骨后缩肌群	斜方肌、菱形肌	近固定	向心收缩
上臂（左）	肩关节（左）	外展	相反	肩关节外展肌群	三角肌、冈上肌	近固定	支持工作
前臂（左）	肘关节（左）	微屈	相反	肘关节屈肌群	肱二头肌、肱肌、肱桡肌、旋前圆肌	近固定	支持工作
上臂（右）	肩关节（右）	外展	相反	肩关节屈肌群	胸大肌、三角肌前部、喙肱肌、肱二头肌	近固定	向心工作
前臂（右）	肘关节（右）	伸	相反	肘关节伸肌群	肱三头肌、肘肌	近固定	向心工作
前臂	桡尺近侧关节、桡尺远侧关节	外旋	相反	前臂旋后肌群	旋后肌	近固定	向心工作
手掌	桡腕关节	伸	相反	桡腕关节伸肌群	桡侧腕长伸肌、桡侧腕短伸肌、尺侧腕伸肌、拇长伸肌、拇短伸肌、食指、小指固有伸肌	近固定	向心工作
手指	掌指关节、指间关节	屈	相反	掌指关节、指间关节屈肌群	指浅屈肌、指深屈肌、蚓状肌、拇短屈肌、小指短屈肌	近固定	支持工作
骨盆（左）	髋关节（左）	外旋	相反	髋关节外旋肌群	髂腰肌、臀大肌、臀中和臀小肌的后部、髋内收肌、缝匠肌、梨状肌、股方肌、闭孔内肌、闭孔外肌	远固定	支持工作
		伸	相反	髋关节伸肌群	臀大肌、股二头肌、半腱肌、半膜肌、大收肌	远固定	向心工作

续表

运动环节	关节	运动表现	环节运动方向与外力距关系	原动肌		工作条件	工作性质
				运动肌群	组成		
大腿（左）	膝关节（左）	伸	相反	膝关节伸肌群	股四头肌	远固定	向心工作
小腿（左）	踝关节（左）	屈	相反	踝关节屈肌群	小腿三头肌、胫骨后肌、趾长屈肌、蹈长屈肌、腓骨长肌、腓骨短肌	远固定	向心工作
足跖部（左）	跖趾关节（左）	伸	相反	跖趾关节伸肌群	蹈长伸肌、趾长伸肌	远固定	向心工作
足趾（左）	趾间关节（左）	屈	相反	趾间关节屈肌群	趾长屈肌、蹈长屈肌、蹈短屈肌、蚓状肌、小趾短屈肌	近固定	支持工作
大腿（右）	髋关节（右）	外旋	相反	髋关节外旋肌群	髂腰肌、臀大肌、臀中和臀小肌的后部、髋内收肌、缝匠肌、梨状肌、股方肌、闭孔内肌、闭孔外肌	近固定	支持工作
		屈	相反	髋关节屈肌群	髂腰肌、股直肌、缝匠肌、阔筋膜张肌、耻骨肌、长收肌、短收肌	近固定	向心工作
		外展	相反	髋关节外展肌群	臀中肌、臀小肌、梨状肌、臀大肌上部、阔筋膜张肌	近固定	向心工作
小腿（右）	膝关节（右）	伸	相反	膝关节伸肌群	股四头肌	近固定	支持工作
足跖部（右）	踝关节（右）	屈（跖屈）	相反	踝关节屈肌群	小腿三头肌、胫骨后肌、趾长屈肌、蹈长屈肌、腓骨长肌、腓骨短肌	近固定	支持工作
足趾（左）	跖趾关节、趾间关节（左）	屈	相反	跖趾关节、趾间关节屈肌群	趾长屈肌、蹈长屈肌、腓骨长肌、腓骨短肌、蹈短屈肌、蚓状肌、小趾短屈肌	近固定	支持工作

第三阶段：吸腿半脚尖转阶段的关节运动与原动肌分析（表5-7，图5-2d）。

表5-7 芭蕾fouetté动作吸腿半脚尖转阶段的解剖学分析

运动环节	关节	运动表现	环节运动方向与外力距关系	原动肌		工作条件	工作性质
				运动肌群	组成		
肩带	胸锁关节	肩胛骨下降	相反	肩胛骨下降肌群	斜方肌下部、前锯肌下部、胸小肌	近固定	支持工作
上臂	肩关节	屈	相反	肩关节屈肌群	胸大肌、三角肌前部、喙肱肌、肱二头肌	近固定	向心工作
		内收	相反	肩关节内收肌群	胸大肌、背阔肌、大圆肌、小圆肌、冈下肌、肩胛下肌	近固定	向心工作
前臂	肘关节	屈	相反	肘关节屈肌群	肱二头肌、肱肌、肱桡肌、旋前圆肌	近固定	向心工作
前臂	桡尺近侧关节、桡尺远侧关节	内旋	相反	前臂旋前肌群	旋前圆肌、旋前方肌	近固定	向心工作
手掌	桡腕关节	屈	相反	桡腕关节屈肌群	桡侧腕屈肌、掌长肌、尺侧腕屈肌、指浅屈肌、指深屈肌	近固定	向心工作
手指	掌指关节、指间关节	屈	相反	掌指关节、指间关节屈肌群	指浅屈肌、指深屈肌、蚓状肌、拇短屈肌、小指短屈肌	近固定	支持工作
骨盆（左）	髋关节（左）	外旋	相反	髋关节外旋肌群	髂腰肌、臀大肌、臀中和臀小肌的后部、髋内收肌、缝匠肌、梨状肌、股方肌、闭孔内肌、闭孔外肌	远固定	支持工作
		伸	相反	髋关节伸肌群	臀大肌、股二头肌、半腱肌、半膜肌、大收肌	远固定	支持工作
大腿（左）	膝关节（左）	伸	相反	膝关节伸肌群	股四头肌	远固定	支持工作
小腿（左）	踝关节（左）	屈	相反	踝关节屈肌群	小腿三头肌、胫骨后肌、趾长屈肌、拇长屈肌、腓骨长肌、腓骨短肌	远固定	支持工作

第五章 舞蹈动作的解剖学分析

续表

运动环节	关节	运动表现	环节运动方向与外力距关系	原动肌		工作条件	工作性质
				运动肌群	组成		
足跖部（左）	跖趾关节（左）	伸	相反	跖趾关节伸肌群	姆长伸肌、趾长伸肌	远固定	支持工作
足趾（左）	趾间关节（左）	屈	相反	趾间关节屈肌群	趾长屈肌、姆长屈肌、姆短屈肌、蚓状肌、小趾短屈肌	近固定	支持工作
大腿（右）	髋关节（右）	外旋	相反	髋关节外旋肌群	髂腰肌、臀大肌、臀中和臀小肌的后部、髋内收肌、缝匠肌、梨状肌、股方肌、闭孔内肌、闭孔外肌	近固定	支持工作
		外展	相反	髋关节外展肌群	臀中肌、臀小肌、梨状肌、臀大肌上部、阔筋膜张肌	近固定	支持工作
		屈	相反	髋关节屈肌群	髂腰肌、股直肌、缝匠肌、阔筋膜张肌、耻骨肌、长收肌、短收肌	近固定	支持工作
小腿（右）	膝关节（右）	屈	相反	膝关节屈肌群	股二头肌、半腱肌、半膜肌、缝匠肌、股薄肌、腓肠肌	近固定	向心工作
足跖部（右）	踝关节（右）	屈（跖屈）	相反	踝关节屈肌群	小腿三头肌、胫骨后肌、趾长屈肌、姆长屈肌、腓骨长肌、腓骨短肌	近固定	支持工作
足趾（左）	跖趾关节、趾间关节（左）	屈	相反	跖趾关节、趾间关节屈肌群	趾长屈肌、姆长屈肌、腓骨长肌、腓骨短肌、姆短屈肌、蚓状肌、小趾短屈肌	近固定	支持工作

3. 小结与建议

fouetté 动作是芭蕾的经典舞姿动作，动作完成艺术表现重点在第三阶段吸腿半脚尖转阶段，保证旋转的速度和质量主要在于第一阶段前直腿屈膝阶段、第二阶段旁直腿半脚尖阶段。在动作完成过程中，要求身体姿态标准规范、空间定位准确及结束动作稳定。

前直腿屈膝阶段主力腿从 relevé（立半脚尖）经过半脚掌、脚后跟落下到 dimi

plié（半蹲），plié 是旋转动作之前的准备，标准的 demi plié（半蹲）要蹲到跟腱拉紧，完全拉长小腿三头肌，使下蹲阶段产生的动能以弹性势能的形式储存在使髋关节伸、膝关节伸、踝关节屈的运动肌群中，特别是小腿三头肌；动力腿从 passé（外开吸腿）经过 attitude（鹤立式舞姿）到前直腿，以保证直腿过程中髋关节外旋，伸膝绷脚的直腿状态为旋转阶段的下肢储备回转半径。

旁直腿半脚尖阶段动力腿从 dimi plié（半蹲）快速蹬起到 relevé（立半脚尖），伸髋伸膝屈踝的肌群快速完成向心收缩，蹬地产生反作用力，获得转动力矩；动力腿从前直腿经过 rond de jembe（划圈）快速划到 à la seconded（二位旁腿延伸在空中），下肢挥鞭样转到身体正旁，获得旋转的动力和速度；左手由七位到七位 allongé（伸展），右手由二位到七位 allongé（伸展），掌心向内到向下，前臂内旋肌群收缩，减少旋转时前臂和手掌受到的空气阻力，同时使上肢向外延展，为上肢储备回转半径。

吸腿半脚尖转阶段动力腿从 à la seconded（二位旁腿延伸在空中）回到 passé（外开吸腿），快速完成屈膝，下肢回转半径骤减；同时双手从七位 Allongé（伸展）回到二位，快速完成屈肘，上肢回转半径同步减少，获得更大的转动速度。在旋转过程中，身体的垂直轴从头顶贯穿到主力脚脚尖，双手打开、合上时要围绕轴心进行，不能因手而影响躯干的位置，整个躯干保持在同一个平面转动，即双肩双髋四个关节点在一个平面，核心稳定，不能拧动。旋转时注意留头、甩头，双眼始终紧盯一点方向，转动至身体和头部分离到最大程度时立即回头，再次盯回一点方向，减少旋转带来的晕眩感。此外，在完成该动作的整个过程中，双腿的髋关节均要处于外旋的状态下完成技术动作，因此对髋关节的外旋肌群持续收缩力量要求较高。

辅助训练：采用"弹力环髋关节外旋力量练习""俯卧上举腿""悬停举腿"等练习发展臀大肌等髋关节外旋肌群的力量；采用"控旁腿""负重深蹲"等练习发展股四头肌等伸膝肌群的力量；采用"压胯""一位蹲"等练习发展髂腰肌的伸展性，改善髋关节外旋的幅度；采用"扶把干压、立踝关节""高立踝走步"等练习发展小腿三头肌等屈踝肌群的力量；"仰卧起坐""两头起"等腹背肌练习发展核心肌群的力量，提高核心稳定性；采用"手臂与动力腿的开合配合练习"提高协调能力。

二、静力性动作解剖学分析的示例

下腰动作

① 动作描述。

双手掌、双脚撑地,均与肩同宽,尽可能接近,整个身体呈拱桥状。抬头,顶胸腰,肩胛骨后缩,双手臂在肩关节后伸,肘关节保持伸直位,桡腕关节伸,掌指关节、指关节屈曲,抓地;躯干保持后伸,核心稳定,顶胯,骨盆后倾;髋关节外旋后伸,膝关节微屈,足背屈,跖趾关节屈曲,抓地(图5-3)。

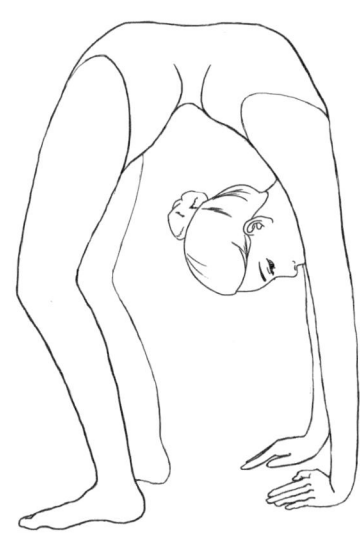

图 5-3 下腰

② 维持动作姿势的原动肌分析(表5-8)。

表 5-8 维持下腰姿势的原动肌分析

运动环节	关节	运动表现	环节运动方向与外力矩关系	原动肌		工作条件	工作性质
				运动肌群	组成		
胸廓	胸锁关节	肩胛骨后缩	相反	肩胛骨后缩肌群	斜方肌、菱形肌	远固定	支持工作
肩带	肩关节	伸	相反	肩关节伸肌群	背阔肌、三角肌后部、大圆肌、小圆肌、冈下肌、肱三头肌长头	远固定	支持工作

续表

运动环节	关节	运动表现	环节运动方向与外力矩关系	原动肌		工作条件	工作性质
				运动肌群	组成		
上臂	肘关节	伸	相反	肘关节伸肌群	肱三头肌、肘肌	远固定	支持工作
前臂	桡腕关节	伸	相反	桡腕关节伸肌群	桡侧腕长伸肌、桡侧腕短伸肌、尺侧腕伸肌、拇长伸肌、拇短伸肌、食指、小指固有伸肌	远固定	支持工作
手指	掌指关节、指间关节	屈	相反	掌指关节、指间关节屈肌群	指浅屈肌、指深屈肌、蚓状肌、拇短屈肌、小指短屈肌	近固定	支持工作
脊柱	椎间盘、关节突关节	伸	相反	脊柱伸肌群	斜方肌、夹肌、竖脊肌	无固定	支持工作
骨盆	髋关节	伸	相反	髋关节伸肌群	臀大肌、股二头肌、半腱肌、半膜肌、大收肌	远固定	支持工作
		外旋	相反	髋关节外旋肌群	髂腰肌、臀大肌、臀中和臀小肌的后部、髋内收肌、缝匠肌、梨状肌、股方肌、闭孔内肌、闭孔外肌	远固定	支持工作
大腿	膝关节	屈	相反	膝关节屈肌群	股二头肌、半腱肌、半膜肌、缝匠肌、股薄肌、腓肠肌	远固定	支持工作
小腿	踝关节	伸（背屈）	相反	踝关节伸肌群	胫骨前肌、踇长伸肌、趾长伸肌	远固定	支持工作
足趾	跖趾关节、趾间关节	屈	相反	跖趾关节、趾间关节屈肌群	趾长屈肌、踇长屈肌、腓骨长肌、腓骨短肌、踇短屈肌、蚓状肌、小趾短屈肌	近固定	支持工作

③小结与建议。

下腰也称"下腰成桥"，是指脊柱充分后伸，形成双脚双臂为支撑点、腰部上顶的动作。下腰动作作为舞蹈基本功，是完成许多技术技巧动作的基础，要求舞者具备力量、柔韧、平衡、协调等能力，需上肢和下肢肌肉力量的支撑，腰部向上顶，形成上弧线，手部和足部力量向下，腰部力量向上，相互对抗。

发展脊柱后伸肌群、腰背部肌群的力量与脊柱前屈肌群、胸腹部肌群的伸展性是完成下腰动作的关键，需要舞者柔韧和力量的协同合作。良好的肌肉能力既保护舞者不受伤害，同时能保障动作的完成质量，但是在训练中，往往因过度注重脊柱的伸展性而忽视肌肉的力量训练，导致核心不稳定，引起损伤的发生。

辅助训练：背肌练习如"俯卧抬腿""背起""两头起"等练习可发展竖脊肌等脊柱后伸肌群的力量。少年儿童生长过程中尚未形成保护脊柱的肌肉力量，需要通过足够的腰部肌肉控制练习才能进入下腰动作的训练，可以通过少儿模拟"小飞机"做两头起动作，模拟"跷跷板"做交替完成起身和起腿动作等，以增加课堂趣味性。下腰训练需循序渐进，从地面练习、跪地下腰、扶把杆下腰再到最后的中间下腰。下腰完成后，跪坐团身，让脊柱做屈的动作，进行整理放松活动，可以有效地保护脊柱。

REFERENCES

主要参考文献

［1］柏树令，应大君.系统解剖学（第七版）［M］.北京：人民卫生出版社，2008.

［2］韩秋生，徐国成，霍琨，等.人体解剖学图谱［M］.沈阳：辽宁科学技术出版社，2003.

［3］徐国栋，袁琼嘉.运动解剖学（第五版）［M］.北京：人民体育出版社，2012.

［4］李世昌.运动解剖学（第三版）［M］.北京：高等教育出版社，2015.

［5］顾德明，缪进昌.运动解剖学图谱（第三版）［M］.北京：人民体育出版社，2013.

［6］《运动解剖学》编写组.运动解剖学（第三版）［M］.北京：北京体育大学出版社，2013.

［7］雅基·格林·哈斯.舞蹈解剖学［M］.王会儒，译.郑州：河南科学技术出版社，2017.

［8］高云.舞蹈解剖学（第二版）［M］.北京：高等教育出版社，2014.

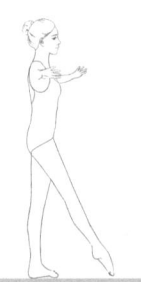